ulmer

Bernadette Bächle-Helde | Ursel Bühring

HEILSAME WICKEL UND AUFLAGEN

aus Heilpflanzen, Quark & Co.

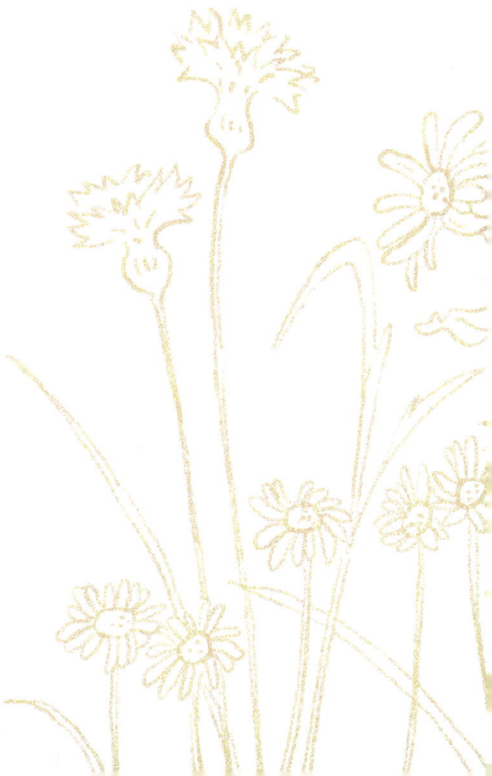

FÜR GUTES GELINGEN

IN DER ERKÄLTUNGSZEIT

FÜR GELENKE UND RÜCKEN

GANZ ENTSPANNT OHNE SCHMERZEN

SERVICE

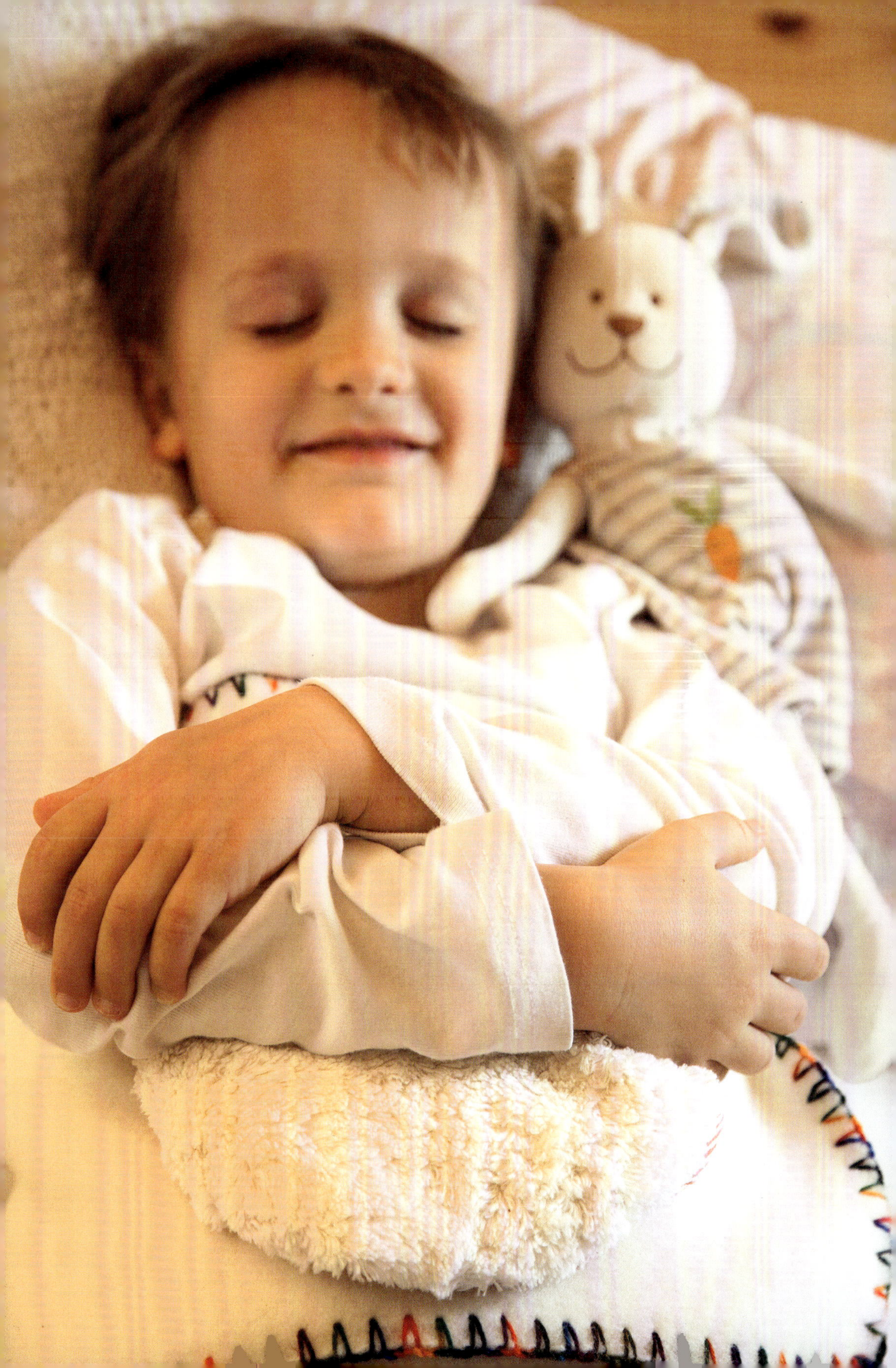

Gutes tun mit Wickeln

Liebe Leserinnen und Leser,

Wickelanwendungen sind überliefertes Großmutterwissen. Das heißt aber beileibe nicht, dass sie veraltet sind. Im Gegenteil! In der Erfahrungsheilkunde haben sich Wickel überaus bewährt, ebenso in Kliniken, und teilweise wurde ihre Wirksamkeit auch in wissenschaftlichen Studien belegt. Alles, was wir Ihnen hier vorstellen, haben wir selber unzählige Male angewendet, ob in der Klinik (wir sind beide gelernte Krankenschwestern), in der Praxis, im Seminar oder zu Hause. Es funktioniert!

Ich, Ursel Bühring, kann mich noch gut an die Bauchwickel mit Kamille erinnern, mit denen ich in Kinderjahren bedacht wurde. Das Schönste daran war neben der Wärme und dem feinen Duft, dass sich meine Mutter an mein Bett setzte und mir Geschichten erzählte. Da war sie mir ganz nah, und das Bauchweh verschwand wie von Zauberhand.

Ich, Bernadette Bächle-Helde, weiß noch genau, wie ich als Kind bei einer Erkältung von meiner Mutter immer einen Schmalzwickel um den Hals gelegt bekam. Am Anfang war er mir jedes Mal zu warm – aber dann wirkte er. Toll fand ich es, wie sich meine Mutter um mich kümmerte und ich von ihrer Fürsorge regelrecht „umhüllt" wurde, wenn ich krank war.

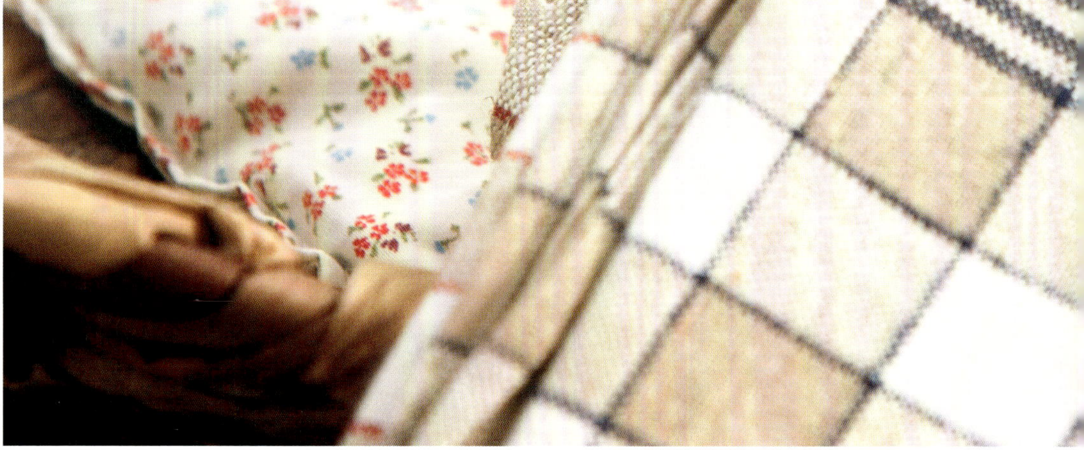

Zuwendung, Nähe und Fürsorge sind ein wesentlicher Teil der Wickel. Das haben wir beide immer wieder erlebt bei unserer Tätigkeit als (Kinder-)Krankenschwestern. In solchen Augenblicken haben wir uns in unserem Beruf sehr wohl gefühlt – und die Patienten auch.

Wenn Wickel sorgfältig und korrekt angelegt werden, tun sie einfach nur gut. Und, was die Hauptsache ist: sie wirken! Aber um mit Wickeln einen Erfolg zu erzielen, und zwar ohne Nebenwirkungen, ist es wichtig, bei ihrer Anwendung auch die Kleinigkeiten zu beachten. Das dafür nötige Know-how wollen wir Ihnen mit diesem Buch an die Hand geben. Wir zeigen Ihnen detailliert, bei welchen Beschwerden Sie welchen Wickel anwenden können, wie Sie ihn vorbereiten und was Sie beim Anlegen beachten müssen. Damit Sie selber, Ihre Kinder und Ihre Enkel mit Wickeln auf natürliche und angenehme Weise gesund bleiben oder werden!

Ihre Bernadette Bächle-Helde

Ursel Bühring

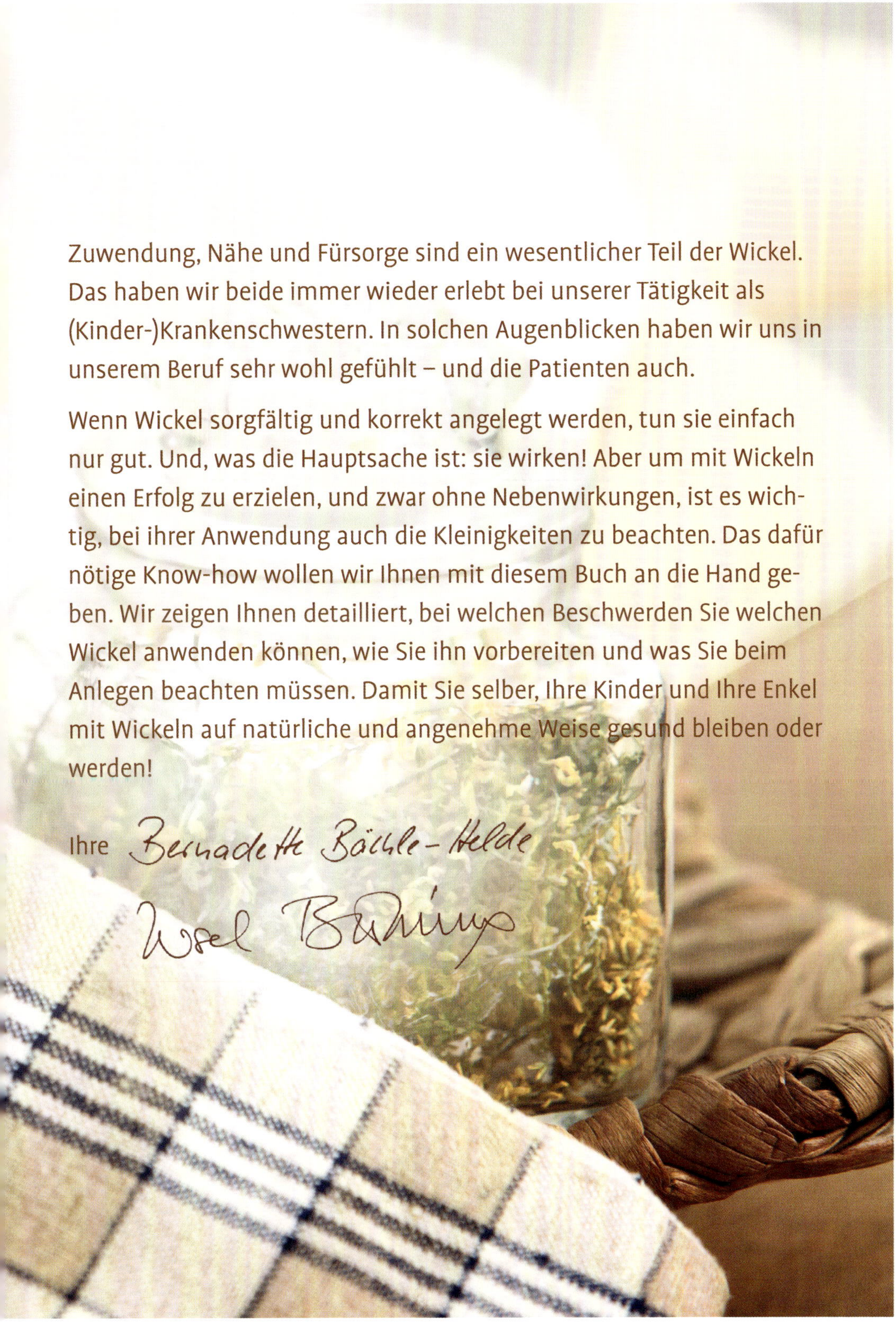

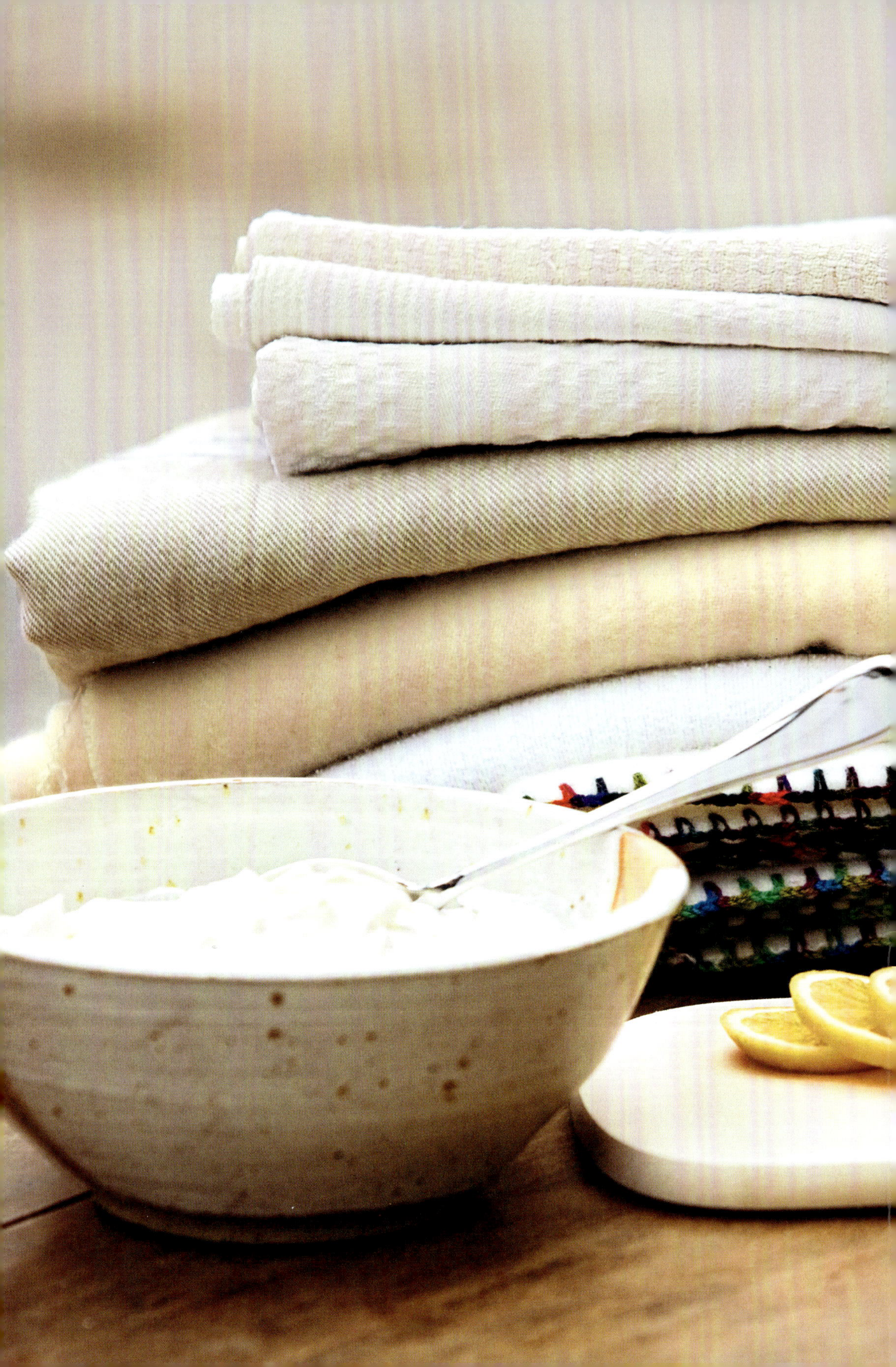

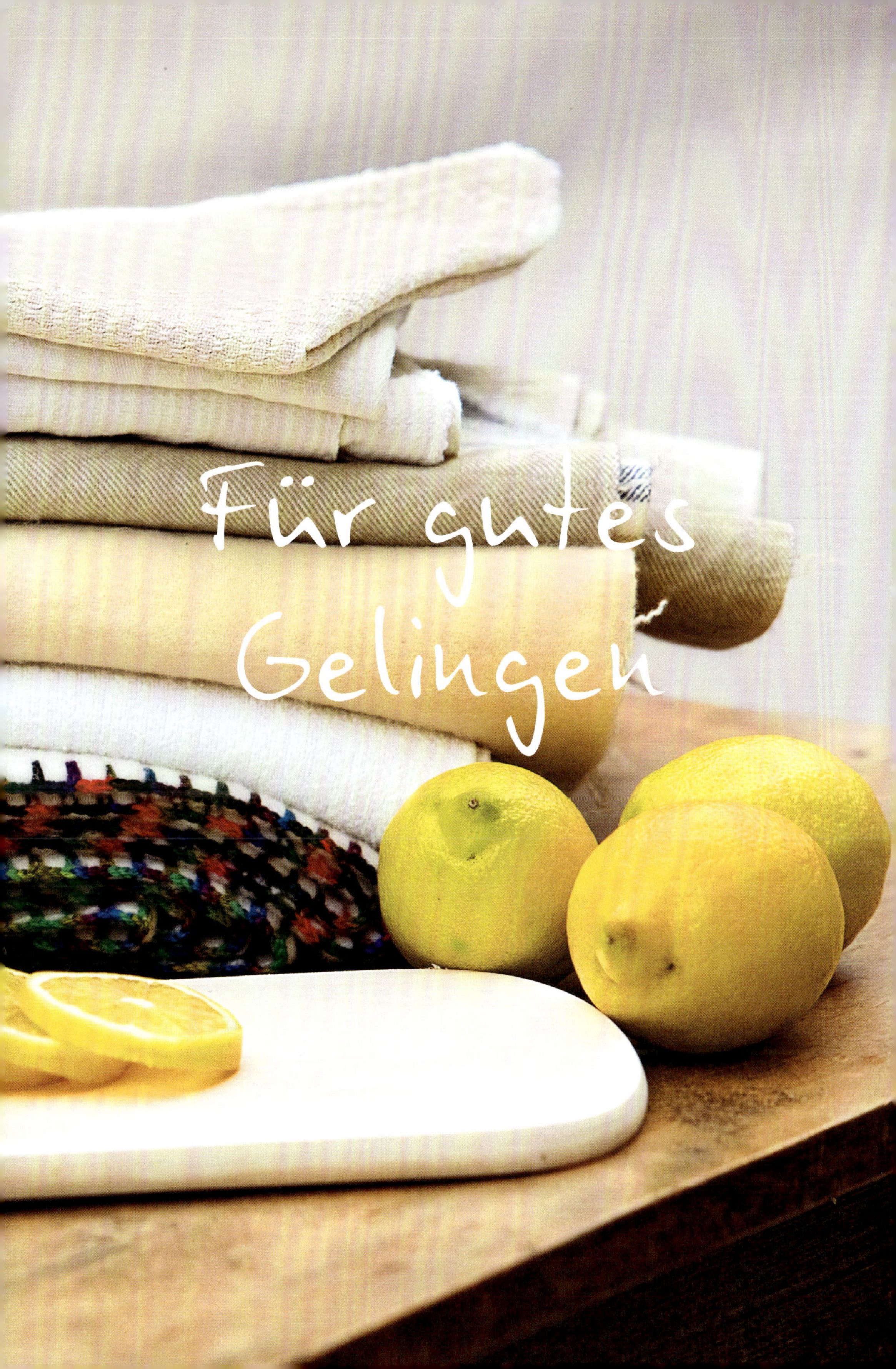
Für gutes
Gelingen

Wickel einst und jetzt

Wenn Sie glauben, die Anwendung von Wickeln stamme aus der Zeit unserer Großmütter, dann irren Sie sich. Es gibt sie schon viel, viel länger. Bereits die alten Ägypter linderten damit ihre Leiden.

Uraltes Wissen
Schon vor langer Zeit wurden Wasser, Heilpflanzenbrei und Schlamm als heilende Auflage verwendet und von vielen Heilkundigen beschrieben.

Erste Hinweise auf die Verwendung von Wickeln und Auflagen finden sich in der Anwendung von Heilpflanzen: auf Keilschrifttafeln altbabylonischer Kulturen sieht man Porträts von Pflanzen abgebildet. Die umfangreichste Darstellung ist auf einem ägyptischen Papyrus aus dem 16. Jahrhundert v. Chr. überliefert, auf dem rund 700 tierische und pflanzliche Wirkstoffe dokumentiert wurden. Auf erste Wickelanwendungen weisen Abbildungen aus Ägypten hin. Dort wurde etwa 1500 Jahre v. Chr. heißer Nilschlamm als Packung verwendet – eine Anwendung, die heute immer noch durchgeführt wird. Der Nilschlamm ist bei uns lediglich durch Heilerde ersetzt.
Auch im antiken Griechenland wusste man sich der Wickel und Auflagen zu bedienen. Der große Wanderarzt Hippokrates (460–370 v. Chr.) etwa beschrieb schon Wärme- und Wasser-

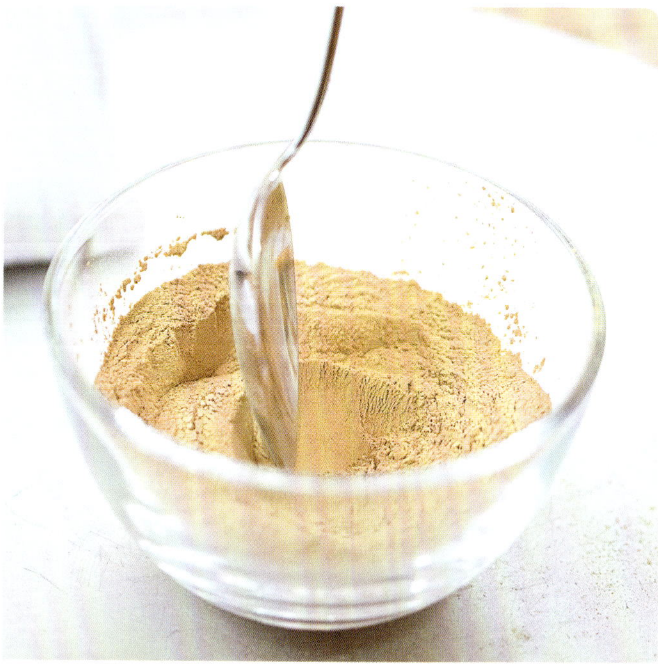

Hat Tradition seit 3500 Jahren: (Heil-)Erde als Auflage.

wirkungen, zum Beispiel mit Salz, heißem Wasserdampf oder heißen Umschlägen und Breiauflagen.
Im neuzeitlichen Europa ist es von Paracelsus (Theophrastus Bombastus von Hohenheim, 1493–1541) überliefert, dass er mithilfe von Bädern und Heilpflanzen zu heilen wusste.
200 Jahre später empfahlen Johann Siegmund Hahn und sein Sohn (1696–1773) feuchte Umschläge bei reduziertem Kräftezustand. Auch diese Anwendung kommen heute noch zum Tragen. Vinzenz Prießnitz (1799–1851), ein Landwirt, gründete seine Verfahren auf eigenen Naturbeobachtungen und entwickelte Anwendungsformen mit kaltem Wasser, davon immerhin 18 Wickelanwendungen. Bis heute bezeichnet man Kaltwasserwickel als Prießnitzwickel. Sebastian Kneipp (1821–1897) schließlich gilt als der bekannteste Anwender von Wickeln.
Er gründete die fünf Säulen der Kneipptherapie, zu denen die Wassertherapie mit Wickeln und Heilpflanzenanwendungen gehören. Rudolf Steiner (1861–1925), der Vater der anthroposophischen Medizin, machte zu Beginn des 20. Jahrhunderts die heilsamen Kräfte von Wärme- und Kälteanwendungen mit natürlichen Zusätzen bekannt. Ihre Anwendung ist in anthroposophischen Kliniken heute eine Selbstverständlichkeit.

! Anwendungen mit Wasser und Wickeln sind auch heute noch in vielen Kur- und Rehakliniken weit verbreitet.

Wickel und die Schulmedizin

Die medizinische Entwicklung des vergangenen Jahrhunderts verdrängte diese alten Heilmethoden weitgehend. Erst in jüngster Zeit veranlasste ein verändertes Bewusstsein im Umgang mit Gesundheit und Krankheit die Menschen, wieder auf natürliche Heilmethoden zurückzugreifen und damit auch die Wickelanwendungen wieder zu berücksichtigen und einzusetzen. Immer mehr Menschen, insbesondere Familien mit Kindern, ziehen natürliche Heilmethoden der konventionellen Schulmedizin vor.
Zugegeben: Wissenschaftliche Untersuchungen zu Wickelanwendungen gibt es noch recht wenige. In Israel etwa wurden Heilerde beziehungsweise mineralhaltiger Lehm aus dem Toten Meer als Gelenkwickel bei Rheumapatienten untersucht. Auch Studien zu feucht-warmen Brustwickeln bei stillenden Müttern liegen vor. Bei allen derartigen Studien konnte eine Schmerzlinderung durch Wickelanwendungen nachgewiesen werden. Insgesamt aber fehlt es noch an Grundlagenstudien, um generell eine Linderung der Beschwerden und somit eine Steigerung des Wohlbefindens nachzuweisen.
Was bleibt, ist die uralte Erfahrung der Menschen, dass Wickel bei vielen großen Leiden und kleinen Wehwehchen wohltuende Linderung bringen können.

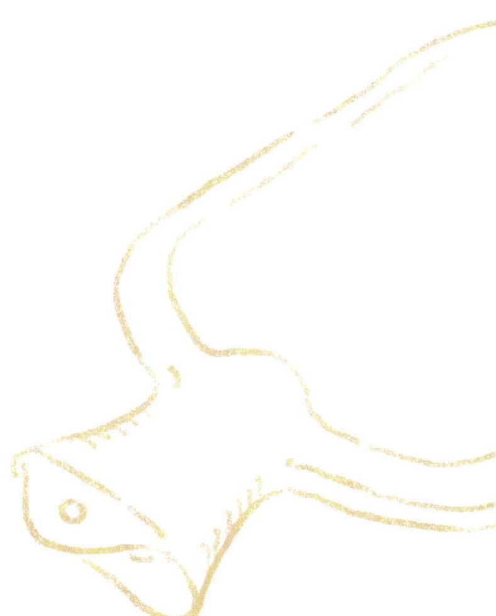

Wickel, Auflagen & Co.

Ob Wickel, Packung, Kompresse oder Auflage – stets wird ein „Wirkstoff", sei es Wasser, Wärme, Öl oder ein Pflanzenbrei, in einem Tuch „verpackt" dem Körper aufgelegt und langsam über die Haut zugeführt.

Wenn wir erzählen, dass wir einen Kurs über „Wickel und Auflagen" abhalten, meinen viele, es handle sich um einen Wickelkurs für Säuglinge, es ginge also um das Wechseln von Windeln und um Säuglingspflege. Aber nein, das ist nicht damit gemeint! Es geht vielmehr ausschließlich um Verfahren der Naturheilkunde. Das Wort „Wickel" benutzen wir dabei, wie es im volkstümlichen Gebrauch üblich ist: als Synonym für die viel „medizinischer" klingenden Bezeichnungen wie Kompresse, Auflage, Umschlag, Packung oder Kataplasma. Wer es genauer wissen möchte, was sich hinter den jeweiligen Begriffen verbirgt, findet im Folgenden die Erklärungen dazu.

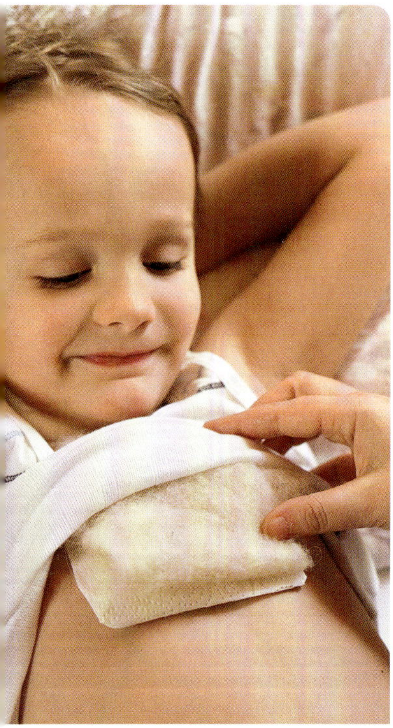

Schnell: eine Lavendelöl-Auflage hilft bei Husten und beim Einschlafen.

Was ist was?

Im praktischen Alltag werden die Begriffe „Wickel", „Auflage" und „Kompresse" meist nicht unterschieden. Benannt werden Wickelanwendungen entweder nach derjenigen Körperstelle, an der sie angelegt werden, zum Beispiel Wadenwickel oder Brustauflage, oder nach der wirksamen Substanz, etwa Quarkwickel, Kohlwickel oder Kartoffelauflage. Und sämtliche Auflagen beziehungsweise Kompressen können kalt, warm oder auch heiß eingesetzt werden.

Wickel

Bei einem klassischen Wickel werden ein oder mehrere Tücher um einen Körperteil oder um den ganzen Körper herumgewickelt. Dabei unterscheidet man zwischen einem Teilwickel, etwa einem Wadenwickel, und einem Ganzkörperwickel, bei dem das Außentuch um den Rumpf gewickelt wird, wie es zum Beispiel bei einem Bauchwickel geschieht.

Auflage, Kompresse oder Umschlag

Die Begriffe Auflage, Kompresse oder Umschlag beziehen sich auf das Innentuch, das meist mit einer Flüssigkeit getränkt oder mit dem Wickelzusatz bestrichen wird und vor allem auf eine bestimmte Körperregion begrenzt ist, zum Beispiel auf den Rücken, den Bauch oder den Hals. Ist seine Auflagestelle relativ klein, etwa im Nacken oder auf den Augen, spricht man eher von einer Kom-

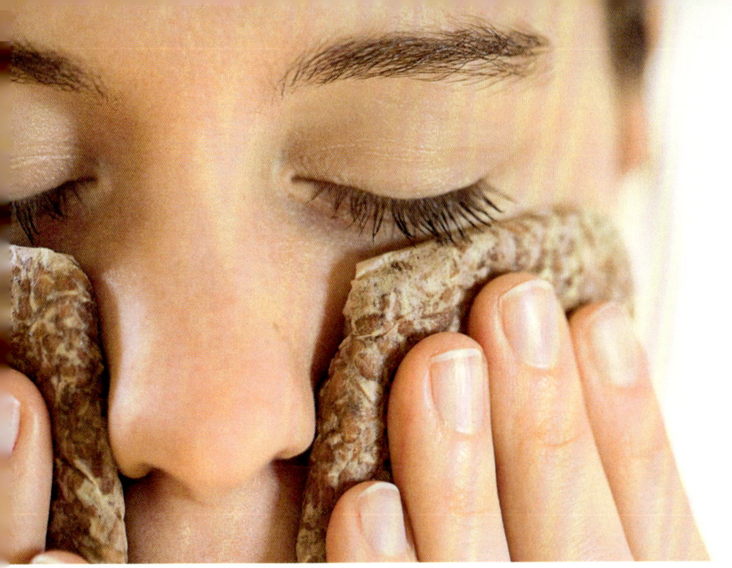

Leinsamen-Auflage, auch Kataplasma genannt.

presse oder einem Umschlag. Wird dagegen eine größere Fläche bedeckt, zum Beispiel am Bauch oder Rücken, nennt man es eher eine Auflage. Klar, dass die Übergänge dabei fließend sind. Sogar länderspezifische Unterschiede gibt es im Sprachgebrauch: In Österreich und in der Schweiz wird vorwiegend das Wort Kompresse verwendet, in Deutschland eher der Begriff Auflage.

Packung

Bei einer Packung ist die Hälfte des Körpers oder mehr von mehreren Tuchschichten eingewickelt oder umhüllt. Bekannt sind Moorpackungen oder auch Ganzkörperschwitzpackungen.

Kataplasma

Hinter dem so „medizinisch“ klingenden Namen verbergen sich die typischen Brei-Auflagen, mit einem Pflanzenbrei (zum Beispiel Beinwell) oder einer Paste aus Pflanzenprodukten wie Leinsamen oder auch Heilerde. Der „Brei“ wird in ein Tuch verpackt und auf den Körper gelegt.

Kneipp-Wickel

Kneipp-Wickel werden typischerweise mit heißem oder kaltem Wasser zubereitet, mit oder ohne Zusätze. Typisch ist auch die Zusammensetzung der Tuchschichten. Diese bestehen in der Regel aus drei Teilen, innen ein Leinentuch, in der Mitte ein Flanell- und außen ein Wolltuch.

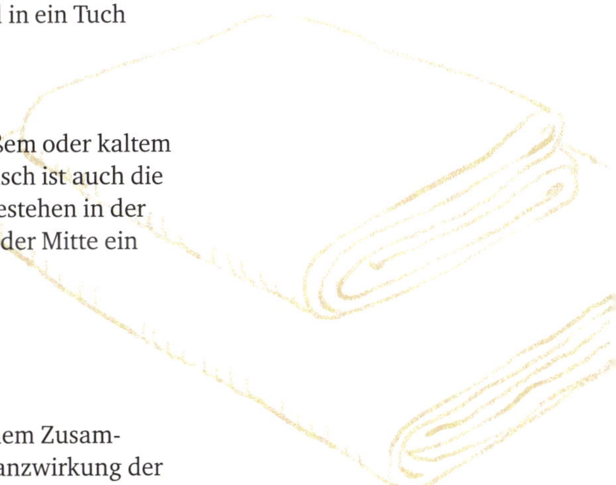

So wirken Wickel

Die Wirkungsweise von Wickeln beruht auf einem Zusammenspiel mehrerer Faktoren. Neben der Substanzwirkung der pflanzlichen Stoffe und der physikalischen Wirkung tragen auch die zusätzliche aufmerksame Zuwendung, die Berührung,

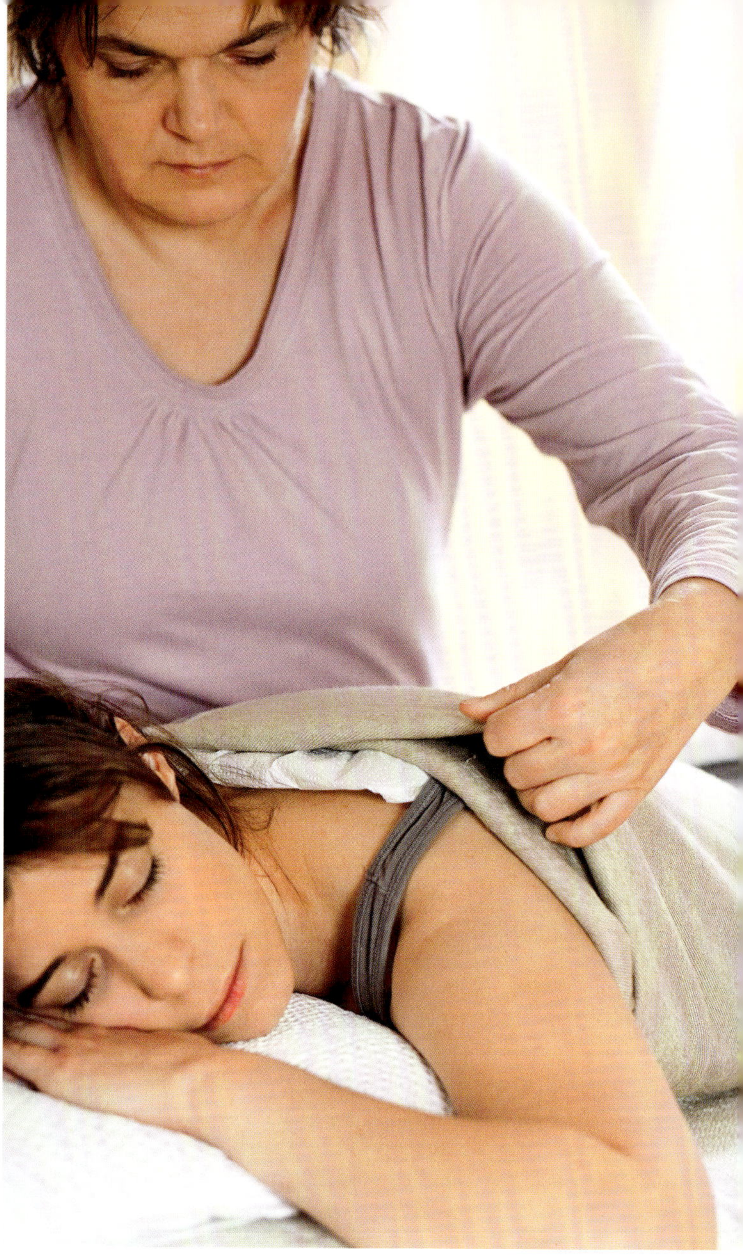

Wickel beruhigen und schenken Geborgenheit.

die Nähe und das Ansprechen der Sinne durch angenehme Düfte und Wärme wesentlich zur Genesung bei. Besonders wohl tut das Gefühl von Geborgenheit und Fürsorge.

Physikalische Wirkung

Die physikalische Wirkung von Wärme und Kälte beeinflusst die Durchblutung der Haut. **Heiße oder warme** Wickel führen dem Körper passiv und lokal Wärme zu. Dadurch wirken sie beruhigend, entkrampfend und durchblutungsfördernd. Der Abtransport von Lymphe aus dem betroffenen Körperteil sowie die Sauerstoffzufuhr werden gefördert. **Kalte oder kühlende**

Wickel hingegen regen den Kreislauf und den Stoffwechsel an. Es kommt zuerst zu einer Gefäßverengung, die nach kurzer Zeit zu einer Erweiterung der Gefäße führt und dadurch auch innere Organe positiv beeinflusst und Muskeln entspannt.

Heilmittelwirkung

Heilmittel und Substanzen, die für Wickel verwendet werden, wirken zum einen durch ihre Inhaltsstoffe und zum anderen durch ihre Fähigkeit, Wärme oder Kälte zu speichern und/oder nur langsam an den Körper abzugeben. Verwendet werden getrocknete Heilkräuter, Heilerde, ätherische Öle und Lebensmittel wie Quark, Kohl, gekochte Kartoffeln oder Zwiebeln.

RUNDUM-PAKET
Die Wirkstoffe, die angenehme Temperatur, die Ruhe und das Umsorgtwerden: All das macht die ganzheitliche Wirkung von Wickeln aus.

Beeinflussung innerer Organe

Durch spezielle Nervenbahnen in der Haut wird reflektorisch die Muskulatur oder direkt die Funktion eines inneren Organs positiv beeinflusst. Um dies zu erreichen, wird in der Regel ein Hautreiz gesetzt, zum Beispiel mit Wärme.

Ausleitung

Der Temperaturreiz fördert die Durchblutung im betroffenen Gebiet und dadurch die vermehrte Ausscheidung von Giftstoffen. Besonders günstig wirken sich dafür Zusätze aus, die Giftstoffe zu binden vermögen, etwa Kohl oder Quark. Man sagt, ein Kohl- oder Quarkwickel hat eine „ausleitende Wirkung“.

Stärkung

Die Funktion anfälliger Organe kann mit Hilfe von Wickelanwendungen unterstützt und gestärkt werden. Ein Beispiel hierfür ist eine Kur mit regelmäßig angewendeter Bienenwachskompresse zur Vorbeugung häufiger Lungenentzündungen oder Atemwegsinfekte. Auch in der Erholungsphase nach einer schweren Krankheit stärken Wickelanwendungen.

Zuwendung, Vertrauen, Zur-Ruhe-Kommen

Die Zuwendung, Nähe und auch die Berührung, mit der das Anlegen eines Wickels verbunden ist, gibt vielen Menschen das Gefühl von Geborgenheit und Wohlbefinden. Vor allem auch Kinder empfinden es positiv, dass etwas für sie getan wird. Sie entwickeln dadurch Vertrauen und fühlen sich sicher, aufgehoben und geborgen. Genauso ist es für die Eltern wichtig, dass sie selbst etwas für ihr Kind tun können und nicht hilflos dem Krankheitsprozess zusehen müssen. Sie können somit eine Art Sicherheit ausstrahlen, die das Kind beruhigt.
Zu fast jeder Wickelanwendung gehört auch eine Ruhephase, die sich positiv auf den Heilungsprozess auswirkt und die Selbstheilungskräfte aktiviert.

Man nehme …

Für Wickel braucht man keine teure Spezialausstattung. In den meisten Fällen gibt der Haushalt alles her, was zum Zubereiten und Anlegen eines Wickels vonnöten ist.

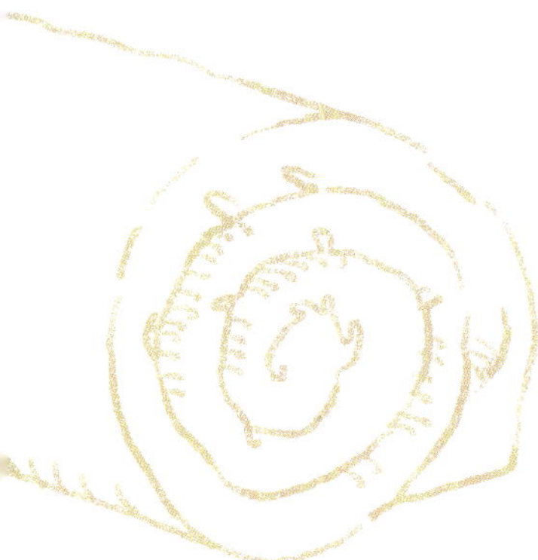

Ohne **Tücher** geht es nicht. Es werden pro Wickel gleich mehrere gebraucht: eines für ganz innen, eines als Zwischenschicht und eines zum Fixieren und/oder Warmhalten außenherum. Bitte verwenden Sie nur Wickeltücher aus Naturmaterialien, keine Synthetiktücher und schon gar keine Plastikfolien, sie können einen Wärmestau verursachen.

Für die direkte Auflage auf der Haut eignen sich bestens normale Küchen-Einmaltücher (Küchenrolle) oder Papiertaschentücher, die Sie anschließend einfach wegwerfen. Tücher aus Baumwolle oder Leinen – etwa Geschirrtücher, Stofftaschentücher, Stoffwindeln oder Frotteehandtücher – sind ideal als Zwischenauflage. Tücher aus Wolle hingegen taugen besonders gut als Außenschicht, weil sie am besten die Wärme speichern. Alternativ können Sie dafür aber auch Molton-, Flanell- oder Frotteestoffe wie Handtücher oder Badetücher einsetzen.

Zu guter Letzt brauchen Sie noch etwas zum Befestigen des Wickels (Seite 18) und bei warmen Wickeln eine Wärmequelle, zum Beispiel ein Kirschkernkissen oder eine Wärmflasche.

GEEIGNETE WICKELTÜCHER

Innentuch: Papiertaschentücher, Küchenpapier, Papier-Teefilter, Windelvlies
Zwischentuch: Geschirrtücher, Stoff- oder Mullwindeln, Leinentücher, Frotteetücher
Außentuch: Wolltuch, Schal, Molton, Flanell, Badetuch

Was in den Wickeln steckt

Bei den verwendeten **Lebensmitteln**, wie Kohl, Zwiebeln oder Zitrone, sollten Sie unbedingt auf eine gute Qualität und Frische achten, denn die Inhaltsstoffe werden direkt über die Haut aufgenommen. Bevorzugen Sie deshalb auf jeden Fall Bio-Qualität. Auch bei der Verwendung von **Heilpflanzen** in Form von Tees sind qualitativ gute Bio-Kräuter aus Apotheke, Drogerie oder Naturkostladen den Kräutern aus dem Supermarkt vorzuziehen. Verwenden Sie lieber offene Tees anstelle von Teebeuteln, weil diese reicher an Inhaltsstoffen sind. Eine Alternative stellen selbstgesammelte Kräuter dar, die Sie in Ihrem eigenen Garten sorgfältig ernten und getrocknet aufbewahren.

Beim Einkauf **ätherischer Öle** sollten Sie darauf achten, naturreine und rückstandskontrollierte Produkte zu erwerben, möglichst sogenannte „kbA“-Öle aus kontrolliert biologischem Anbau. Im Service-Teil ab Seite 137 stellen wir Ihnen gute Firmen mit hochwertigen Produkten vor.

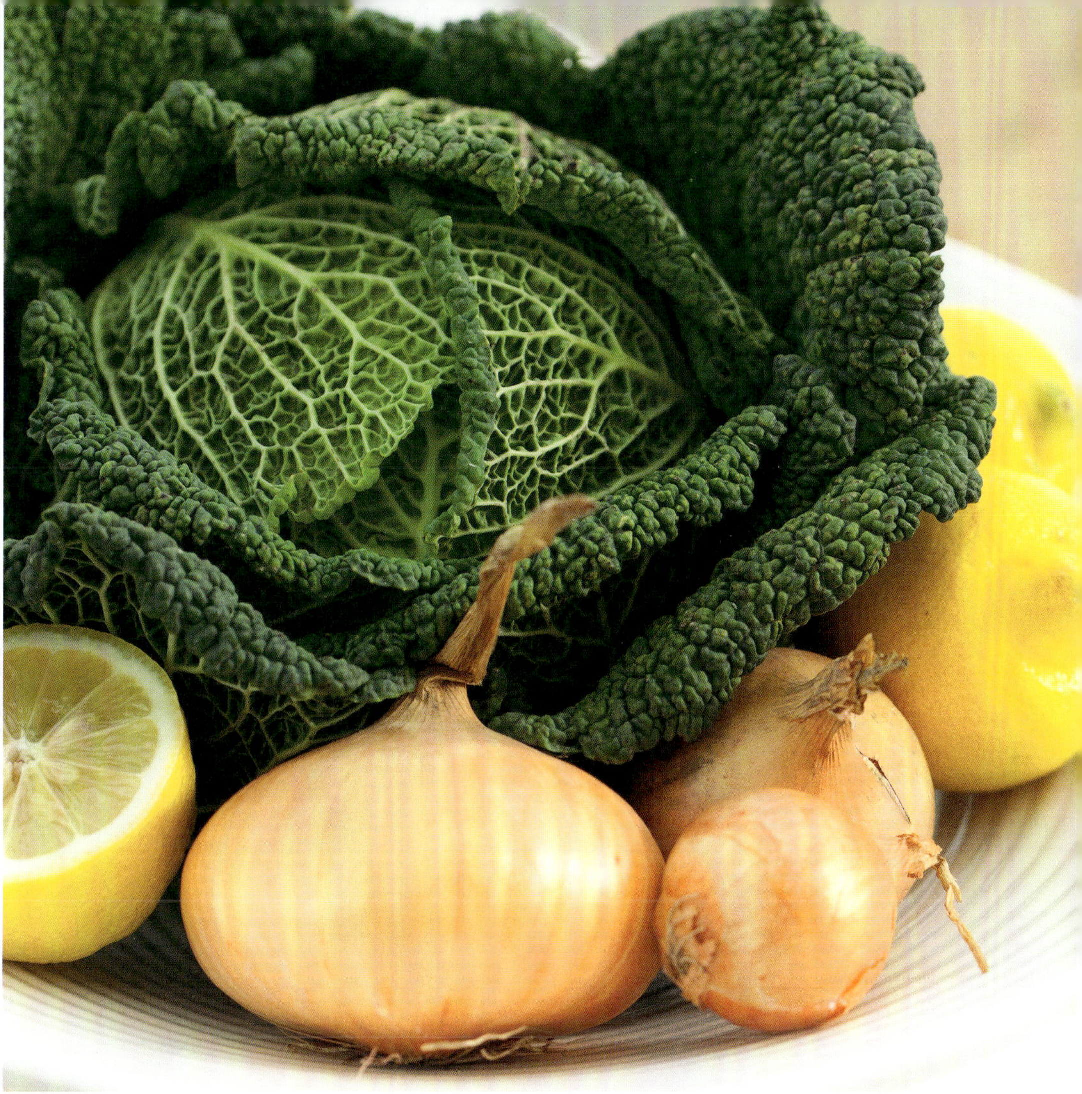

Aus dem Vorratsschrank: Wickelmaterial kann so simpel sein.

Ein wenig Pflanzenchemie

Wenn von der Wirkungsweise der Heilpflanzen die Rede ist, tauchen immer wieder die Namen von Inhaltsstoffen auf, die spezielle Wirkungen auf unseren Körper ausüben. Die wichtigsten seien hier kurz beschrieben:

Ätherische Öle sind fettlöslich und kleinmolekular. Daher dringen sie schnell durch feinste Kapillaren in den Blutstrom ein, und entfalten dann im Körper ihre spezifische Wirkung. In den Körper können sie über das Atmen (Riechen) und durch den Mund (Nahrung, Gewürze, Arzneitees) ebenso wie durch die Haut (Einreibung, Massage, Auflage, Waschung, Bad) gelangen. Käufliche ätherische Öle sind hochkonzentriert und werden nur verdünnt eingesetzt.

Schleimstoffe wirken reiz- und entzündungsmildernd. Sie legen einen Schutzfilm über Haut und Schleimhaut und schützt diese somit vor mechanischen und chemischen Reizen.

Flavonoide sind gelbliche Pflanzenstoffe, die Zellen und Blutgefäße schützen, entzündungshemmend wirken und erwiesenermaßen vor Krebs zu schützen vermögen. Sie kommen in pflanzlichen Lebensmitteln vor und beugen allgemein Krankheiten vor. **Cumarine**, wie sie etwa in Heublumen enthalten sind, gehören ebenfalls zu den fettlöslichen Substanzen und werden auch über die Haut ins Blut aufgenommen. Sie entkrampfen, beruhigen, hemmen Entzündungen und fördern den Lymphabfluss. **Gerbstoffe** wirken zusammenziehend und austrocknend, entzündungshemmend, keimhemmend und blutstillend. Außerdem fördern sie die Wundheilung und lindern Schmerz und Juckreiz.

Die richtige Wärme

Die richtige Erwärmung der Wickel hat eine große Bedeutung für deren Anwendung. Gerade hierbei werden häufig Fehler gemacht, wodurch es zu unangenehmen Nebenwirkungen kommen kann bis hin zu Verbrennungen.

- Am einfachsten legt man einen Wickel zum Warmmachen auf einen Heizkörper oder Kachelofen. Das ist in der Regel unproblematisch, da er dort auf keinen Fall zu heiß werden kann. Die nur mäßige Erwärmung, die damit erreichbar ist, genügt bei manchen Wickelanwendungen vollauf, etwa bei den verschiedenen Körnerkissen, für viele andere ist es jedoch zu wenig.

Schonend temperieren Sie den Wickel zwischen zwei Wärmflaschen.

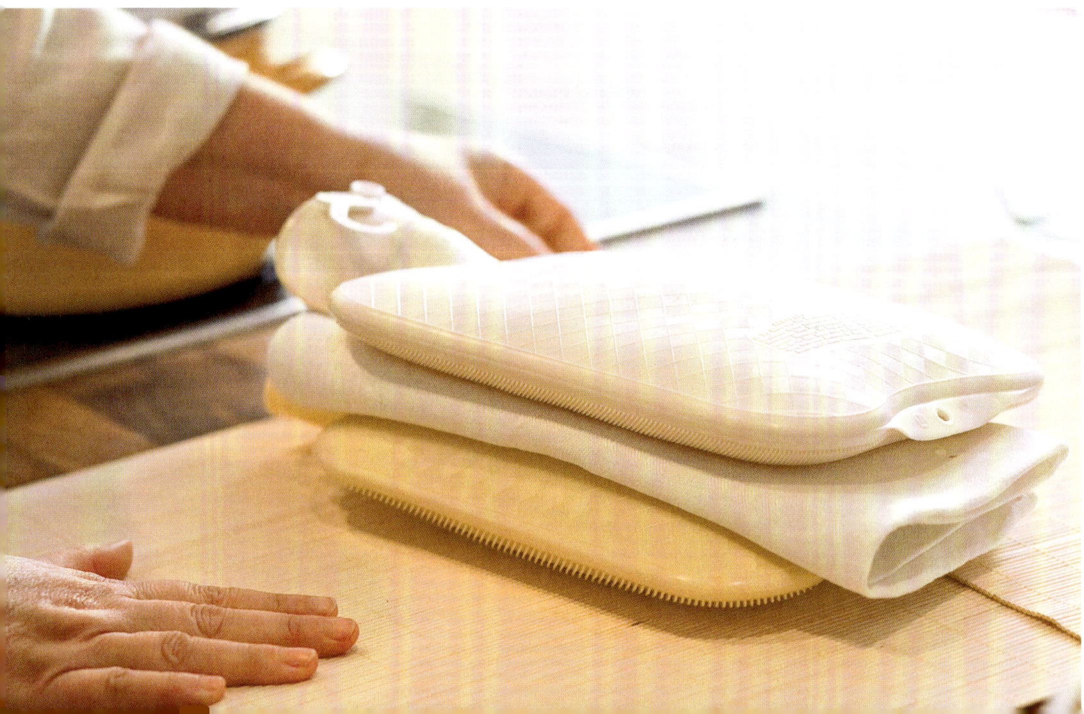

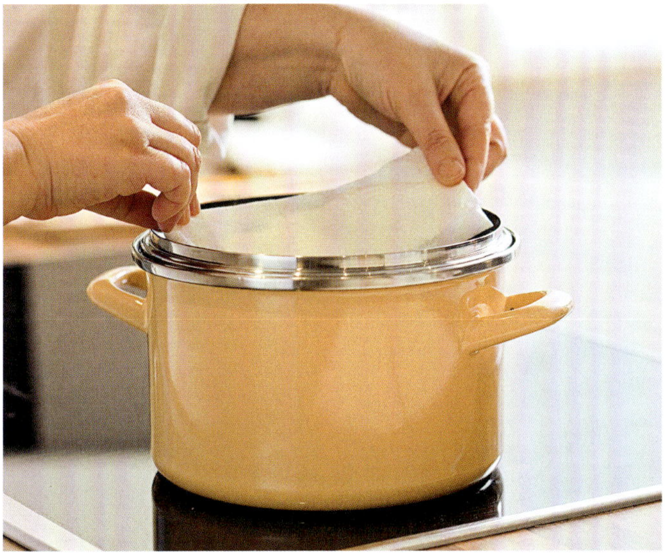

So wird der Wickel auf einem umgedrehten Topfdeckel angewärmt.

Zu heiss?
Am besten prüft man die Temperatur einer angewärmten Auflage, indem man sie an die Unterseite des Unterarms hält. Diese Hautregion ist sehr temperaturempfindlich, und man spürt schnell, ob die Auflage womöglich zu heiß geworden ist und vor dem Anlegen erst wieder etwas abkühlen sollte.

- Von der Benutzung eines Mikrowellengeräts zur Erhitzung des Wickels raten wir generell ab. Zum einen gehen viele der Pflanzenwirkstoffe aufgrund der hohen Hitzeeinwirkung in der Mikrowelle verloren, womit der Wickel wirkungslos wird. Zum anderen besteht bei trockenen Substanzen, beispielsweise Körnerkissen, in der Mikrowelle sogar Brandgefahr. Lediglich zur Erwärmung eines Kirschkernkissens kann man auch die Mikrowelle verwenden, denn hier geht es nicht um die Inhaltsstoffe der Kirschkerne, sondern nur um deren Wärmespeicherfunktion. Wenn Sie beim Erhitzen in der Mikrowelle ein mit Wasser gefülltes Gefäß dazustellen, kann sich das Kirschkernkissen auch nicht entzünden. (Vergessen Sie aber nicht, die Temperatur des Kissens sorgfältig zu überprüfen, bevor Sie es dem Patienten auflegen.)
- Besser kontrollierbar ist eine Erwärmung des Wickels zwischen zwei mit heißem Wasser gefüllten Wärmflaschen. Das geht vergleichsweise schnell, es besteht nicht die Gefahr des Anbrennens und die Hitzeeinwirkung auf den Wickel ist nicht zu stark, sodass sich der Wirkstoffverlust in Grenzen hält. Für uns ist daher das Erwärmen zwischen Wärmflaschen die Methode erster Wahl.
- Etwas aufwändiger, aber trotzdem schonend ist das Anwärmen auf dem Deckel eines Kochtopfs mit heißem Wasser. Dazu wird ein Topf Wasser auf dem Herd erhitzt, bis es fast kocht. Dann wird der Topfdeckel umgedreht auf den Topf gelegt (alternativ kann auch ein Teller auf den Topf gelegt werden) und darauf der Wickel erwärmt.

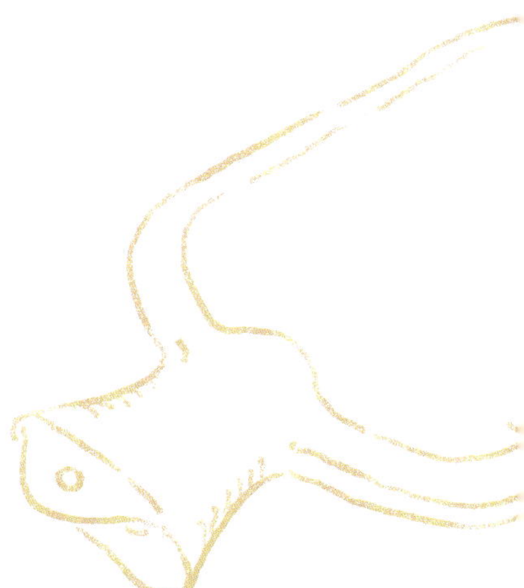

Damit nichts verrutscht

Achten Sie darauf dass der Wickel faltenfrei am Körper anliegt und nicht zu fest gewickelt wird – es kommt auf die Kleinigkeiten an.

Zur Befestigung im Schulter-Nacken-Bereich, auf der Brust oder auf dem Rücken können ausrangierte alte Strumpfhosen, Leggings oder auch Schlafanzughosen dienen, eben was der Kleiderschrank an langen Teilen hergibt. Auf den folgenden Abbildungen ist zu sehen, wie eine Befestigung des Wickels am besten vorgenommen wird, Schritt für Schritt. Keine Sorge, es funktioniert recht einfach.

Auch Tücher können Sie zum Fixieren des Wickels nehmen. Diese werden über Kreuz geschlagen und halten somit den Wickel an der richtigen Stelle fest.

Bei kleineren Wickeln an Armen, Beinen oder am Kopf können Sie ebenso gut Schals, Stirnbänder, Mullbinden oder auch Geschirrtücher zum Befestigen heranziehen, je nachdem, was an welchem Körperteil festgemacht werden soll.

Wichtig ist vor allem, dass der Wickel sorgfältig und faltenfrei angelegt wird, sodass er auf seiner ganzen Fläche Kontakt mit dem Körper hat. Wenn Falten oder „Luftlöcher" das glatte Anliegen verhindern, kühlt der Wickel zu schnell ab und die Wirkstoffe können sich nicht richtig entfalten.

Bitte packen Sie den Wickel aber nicht zu fest an den Körper. Der Patient sollte sich damit schon noch bewegen können, und natürlich dürfen keine Blutgefäße abgeschnürt werden. Und bitte keine Sicherheitsnadeln! Die könnten aufgehen und Verletzungen verursachen. Verwenden Sie lieber Klettverschlüsse oder schlagen Sie einfach die Tuchzipfel gut ein!

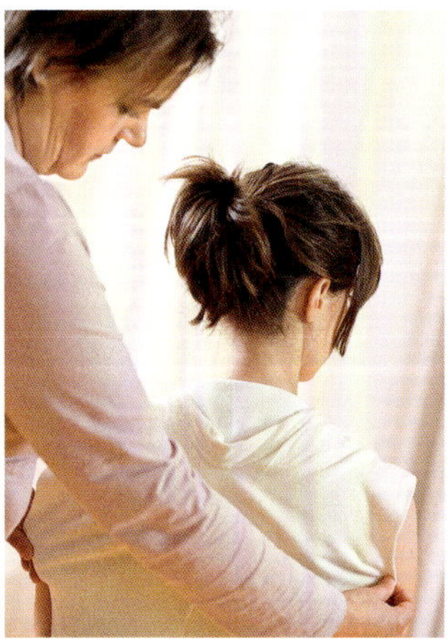

Fixieren am oberen Rücken: Die Strumpfhose wird „verkehrtherum" auf den Wickel gelegt.

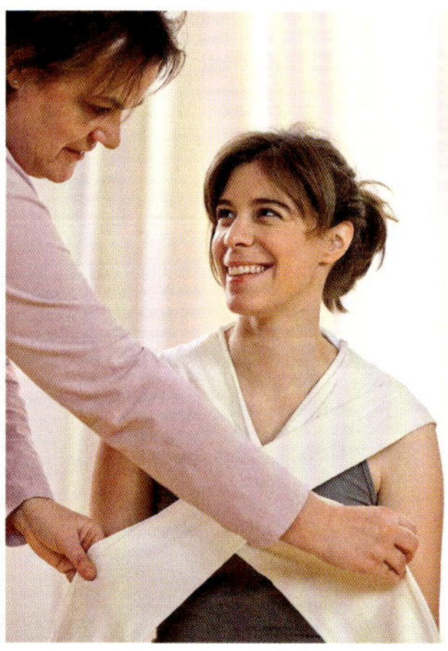

Die Strumpfhosenbeine werden vor der Brust gekreuzt …

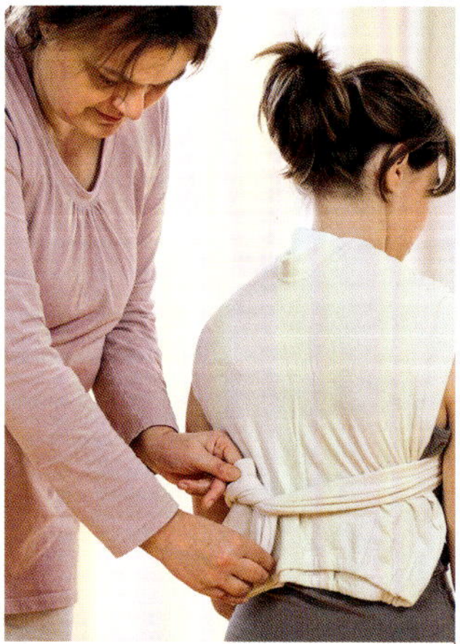

… und im Rücken seitlich über der Strumpfhose verknotet.

Sorgfalt ist das A und O

Wickel sind nichts für Eilige. Nehmen Sie sich Zeit dafür! Das tut nicht nur der Patientenseele gut, es hilft auch Fehler zu vermeiden. Lesen Sie vor allem die Anleitung zur Durchführung des Wickels immer genau durch.

Anwendungen aus dem Erfahrungsschatz der Naturheilkunde und aus dem Bereich der sogenannten Hausmittel werden oft fälschlicherweise als nebenwirkungsfrei und ungefährlich eingestuft. Eine unsachgemäße Handhabung von Wickelanwendungen kann aber durchaus zu Schäden führen, unter anderem zu Verbrühung, Auskühlung, allergischen Reaktionen oder Hautreizungen. Der Einsatz von Wickel und Auflagen sollte deshalb stets mit großer Sorgfalt und Umsicht geschehen.
Um verantwortungsvoll mit den Anwendungen umgehen zu können, ist es wichtig, deren Wirkungen und Grenzen genau zu kennen. Wickel mit hautreizenden Substanzen wie Senf oder Meerrettich gehören zum Beispiel zu den eher „kritischen" Anwendungen. Achten Sie daher bitte auf die Gegenanzeigen und Hinweise, die wir in diesem Buch jeweils direkt bei den Wickelanwendungen beschrieben haben.

DEN ARZT FRAGEN
Wickel und Auflagen ersetzen keinen Arzt, vor allem nicht, wenn die Ursache der Beschwerden unklar ist. Halten Sie daher zusätzlich ärztliche Rücksprache, besonders wenn Sie bzw. der Patient unter Allergien oder einer schwereren Erkrankung leidet.

Den richtigen Wickel finden

Hier geben wir Ihnen einen Überblick, bei welchen Erkrankungen welcher Wickel am besten hilft.

- **Kalte Wickel** sind grundsätzlich eher geeignet bei akuten Schmerzen, etwa bei einer Verstauchung oder akuten Halsentzündung.
- **Warme Wickel** tun gut bei chronischen Beschwerden, zum Beispiel Verschleißerscheinungen an Gelenken. Auch bei Erkrankungen, bei denen Schleim gelöst werden soll, wie bei einer Bronchitis oder Nasennebenhöhlenentzündung, sind warme Wickel geeignet.
- **Erwärmte bis heiße Wickel** wirken entspannend bei Muskelverspannungen.

Meistens spüren Sie selber, was Ihnen gerade guttut. Achten Sie auf Ihr Körpergefühl, beziehungsweise befragen Sie den Patienten, ob sich der Wickel für ihn angenehm anfühlt.
Achten Sie aber auch auf zunehmende Schmerzen. In diesem Fall sollten Sie die Wickelanwendung umgehend abbrechen.

! Legen Sie Wickel und Auflagen nie auf offene Wunden oder auf entzündete oder gereizte Hautstellen!

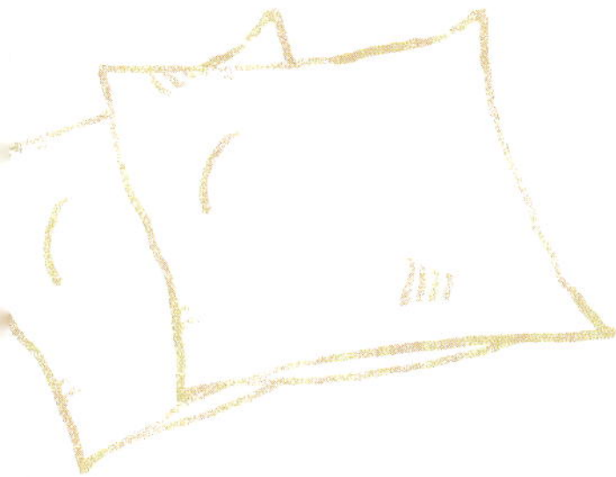

Einplanen und sich Zeit nehmen

Je besser Sie für sich vorsorgen, desto wirkungsvoller kommen die Wickel zum Tragen. Dazu gehört auch, dass Sie vor der Durchführung eines Wickels noch zur Toilette gehen. Nichts ist unangenehmer, als mittendrin zu „müssen“.
Und natürlich legen Sie vor der Anwendung alles für den Wickel bereit, wie Sie ja auch beim Kochen sämtliche Zutaten parat halten. Dann können Sie den Wickel zügig anlegen – und entspannt genießen.
Zu Wickeln gehört auch Ruhe, das ist ja gerade das Angenehme daran. Insbesondere bei den feucht-heißen Anwendungen sollten Sie unbedingt eine **Nachruhezeit** einhalten. Das heißt, Sie sollten nach Abnahme des Wickels noch mindestens 15 Minuten ruhen. Dann erst kann sich die Wirkung des Wickels überhaupt richtig entfalten.
Sie sollten an ein und demselben Tag nicht verschiedene Wickel anwenden, auch wenn Sie an mehreren Beschwerden leiden – das überfordert den Körper. Aber das Gute an den Wickeln ist, dass Sie sie in der Regel auch begleitend oder ergänzend zu einer anderen, auch schulmedizinischen Behandlung einsetzen können.

Besonderes für Oma und Enkel

Kinder und ältere Menschen sprechen meist sehr positiv auf Wickelanwendungen an. Sie reagieren besonders gut auf milde Reize und vor allem auf die liebevolle Zuwendung.
Allerdings ist bei ihnen auf besondere Sorgfalt zu achten. Sie sind sensibler und wärme- bzw. kälteempfindlicher. Das gilt sowohl für Säuglinge als auch für sehr betagte Menschen. Viele Wickel sind für diesen Personenkreis nicht geeignet, vor allem sehr heiße Wickel wie die Kartoffelauflage oder feucht-heiße Wickel wie ein Schafgarbenwickel. Auch Anwendungen mit hautreizenden Substanzen wie Senf und Meerrettich dürfen bei Säuglingen, Kleinkindern und empfindsamen oder alten Menschen nicht verwendet werden.

Versuchen ist besser als überhaupt nichts zu tun.

südafrikanisches Sprichwort

Bei Kleinkindern und Senioren sollten die Anwendungen …
… besonders sorgfältig ausgewählt und angelegt werden.
… weniger heiß und nicht allzu kalt sein.
… grundsätzlich mildere Zusätze enthalten.
… aufmerksam und fürsorglich beobachtet werden.
… nicht zu stark einengen.
… in der Dosierung der Wirkstoffe niedriger sein.

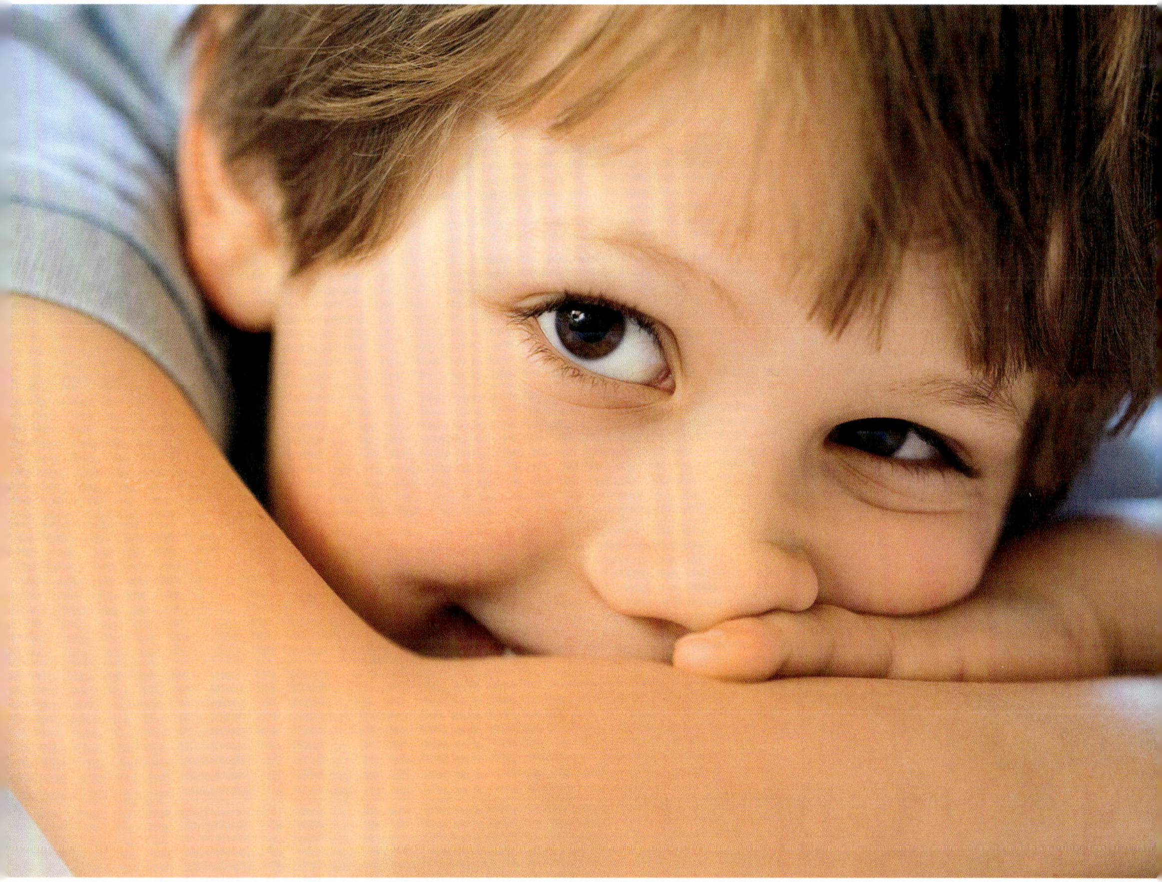

Kinder genießen Wickel!

Ätherische Öle haben es in sich

Besondere Vorsicht ist beim Einsatz (sämtlicher) ätherischer Öle geboten, wenn es um Schwangere, Säuglinge und ältere Menschen geht, da diese sehr empfindlich auf Gerüche sind und auch mal überreagieren können. Statt des erwünschten Effekts kann es dann zum gegenteiligen Effekt kommen, zum Beispiel kann es zu einem Engerwerden der Atemwege kommen, statt dass der Husten sich löst. Manche ätherische Öle können sogar eine Fehlgeburt auslösen oder eine Allergie. Für den kleinen Körper eines Säuglings sind nur wenige ätherische Öle mild genug, denn ätherische Öle sind ja hochkonzentrierte Wirkstoffe. Halten Sie daher bei Wickeln und Auflagen mit ätherischen Ölen, die für Schwangere, Säuglinge oder Senioren gedacht sind, unbedingt die Mengenangaben ein und beobachten Sie den Patienten während der Wickelanwendung aufmerksam.

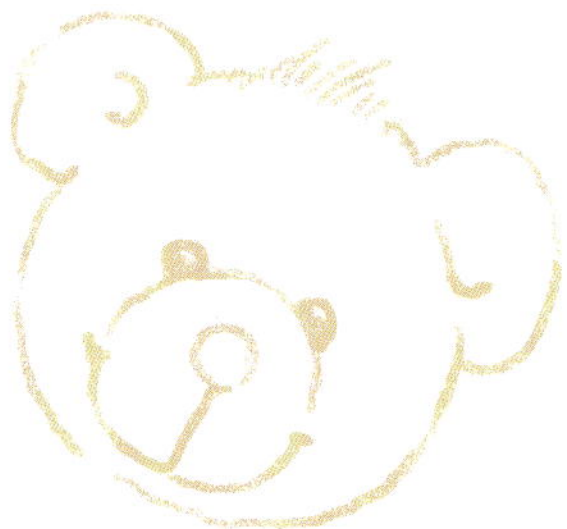

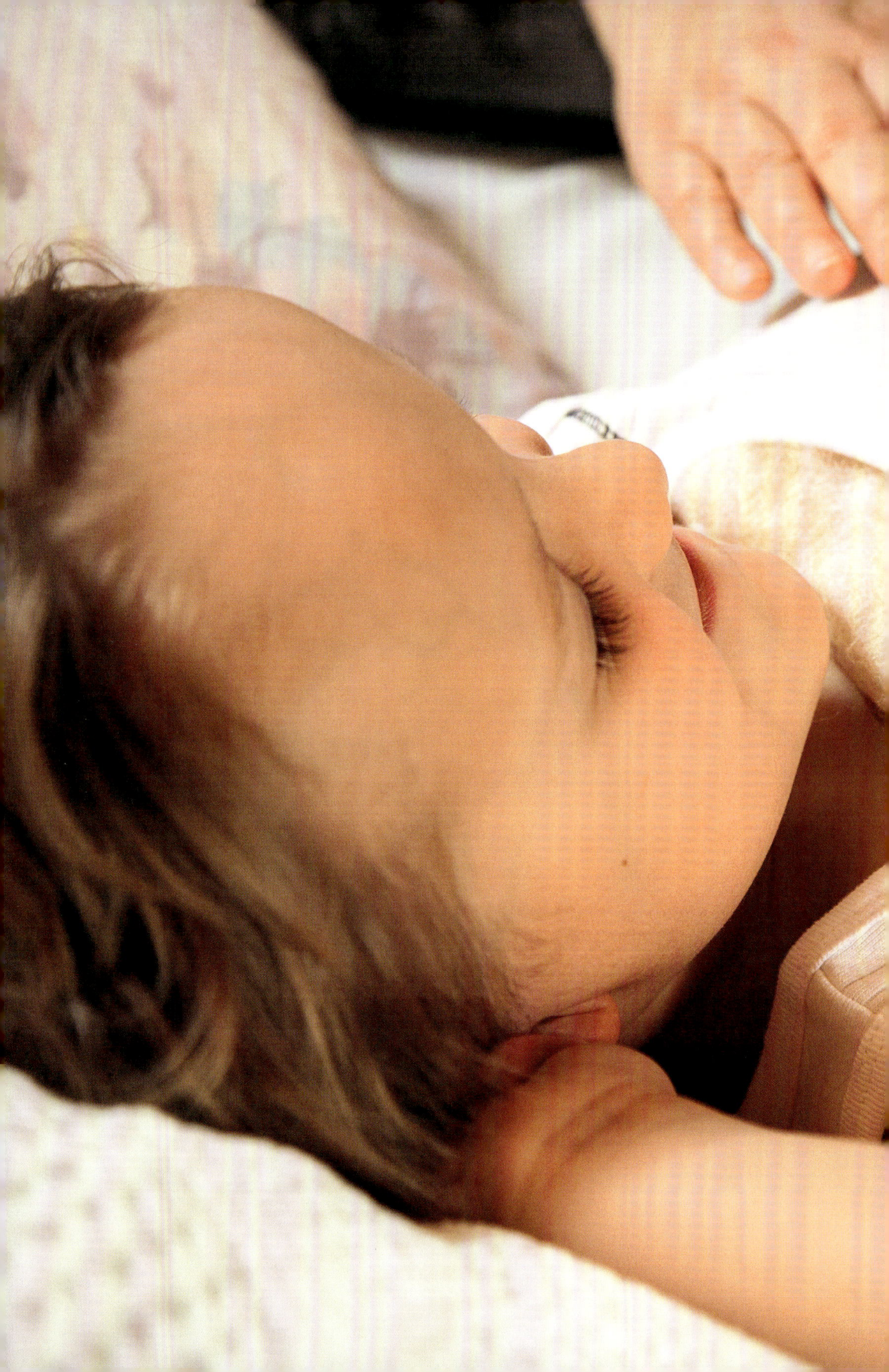

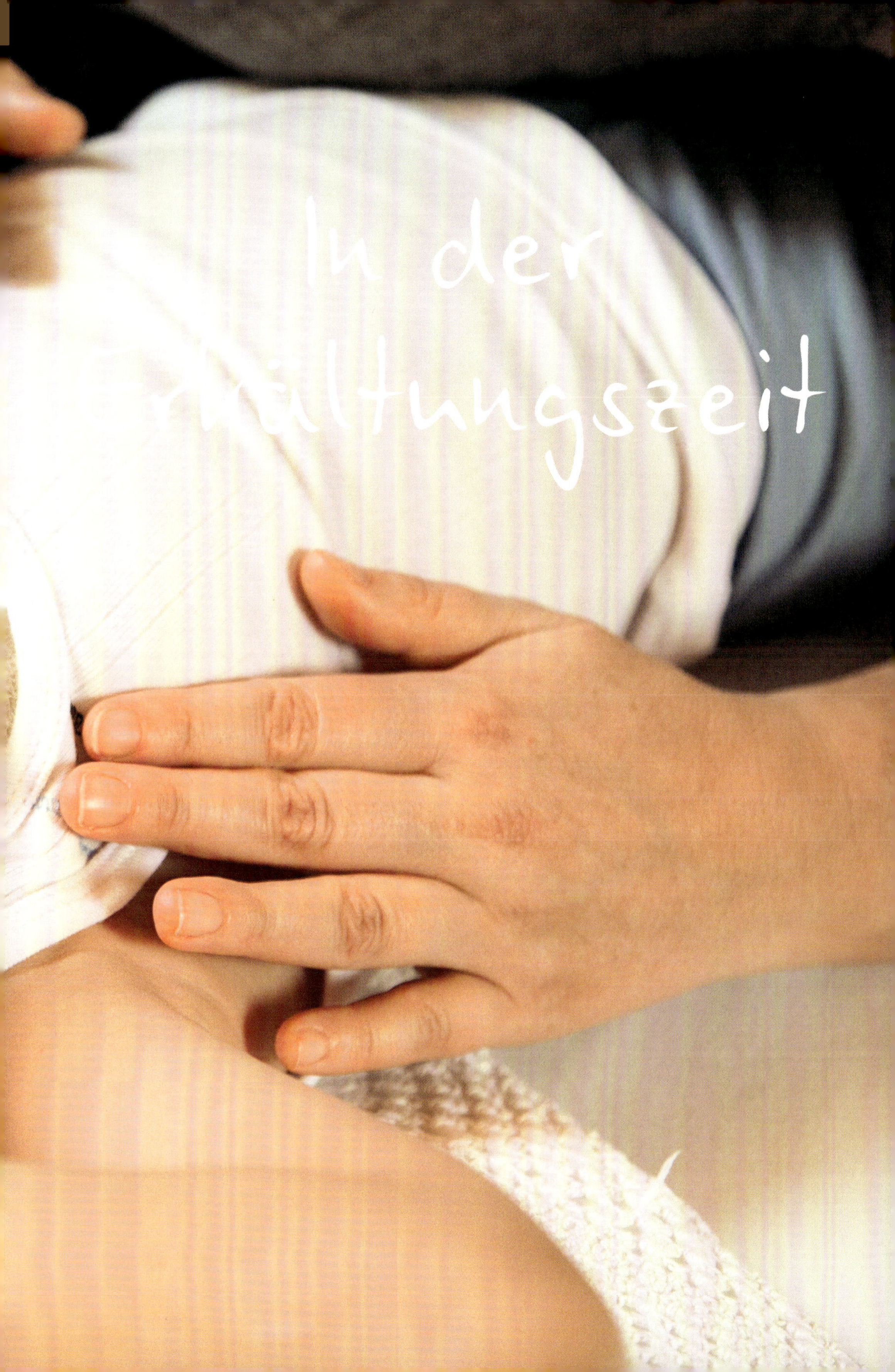
In der
Erkältungszeit

Kratzen, Schniefen, Husten

Alle Jahre wieder ... Die Erkältung kommt, wenn die Tage kürzer werden und die Luft kühler. Ein gutes Abwehrsystem und der richtige Wickel helfen, damit ein grippaler Infekt schnell wieder verschwindet.

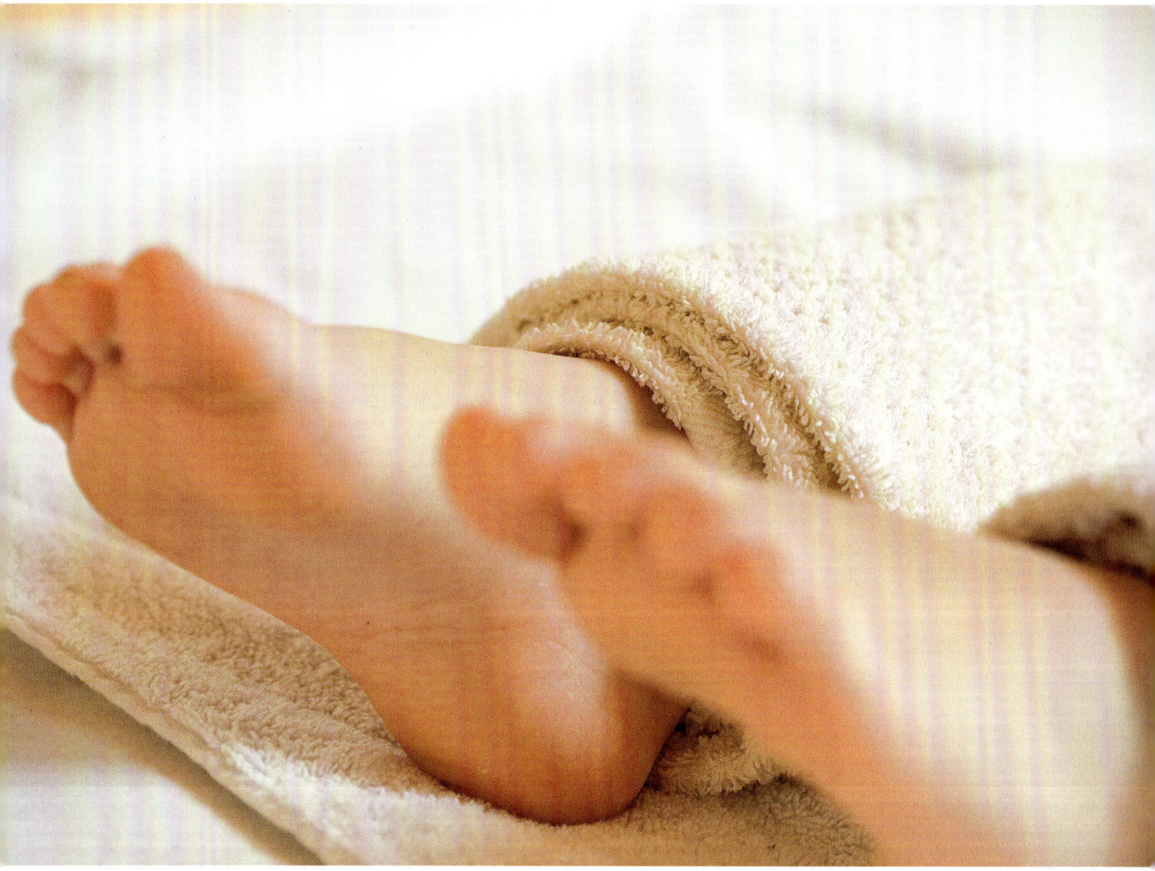

Der Wadenwickel ist ein Klassiker zum Fiebersenken.

Erkältung oder ein grippaler Infekt sind umgangssprachliche Bezeichnungen für das Gleiche: für eine Infektion der oberen Luftwege. Diese werden meist von Erkältungs-Viren ausgelöst und haben einen milden Verlauf. Normalerweise ist solch eine Erkältung in ein paar Tagen überstanden. Auslöser dafür sind neben feuchtem und kälterem Wetter auch Stress und Überbelastung, die die Abwehrkraft schwächen. Sie kennen das sicher auch: Wie häufig tritt eine Erkältung ein paar Tage nach einer emotional belastenden Situation auf!

Die typischen Zeichen einer gewöhnlichen Erkältung sind Halsschmerzen, Husten und Unwohlsein. Teilweise beginnt ein solcher Infekt auch nur mit einem leichten Schnupfen oder Kopfschmerzen.
Zu unterscheiden davon ist die echte Grippe, die oft ähnlich wie eine Erkältung beginnt. Allerdings ist hier der Verlauf viel heftiger, und der Beginn ist plötzlich und akut. Sie fühlen sich richtig krank und schlapp, es kommen starke Gliederschmerzen dazu, oft begleitet von hohem Fieber über 39 °C. So eine echte Grippe dauert auch viel länger als eine gewöhnliche Erkältung, in der akuten Phase zwei bis vier Wochen. Und hinterher braucht Ihr Körper mehrere Wochen, um sich wieder zu regenerieren.
Bei beiden Formen der Erkrankung ist, vor allem in der Akutphase, der Einsatz von Wickeln hilfreich und angenehm unterstützend, er lindert schnell die Beschwerden. Wichtig ist, dass Sie bei länger andauernden Krankheitsbeschwerden zum Arzt gehen, damit zum Beispiel eine zusätzliche Infektion mit Bakterien nicht übersehen wird.

Bei Halsschmerzen und beginnender Erkältung

Jeder kennt das: Es beginnt mit leichtem Kratzen im Hals, begleitet von Frösteln und Unwohlsein, vielleicht einem leichten Kopfweh. Der Körper ist einfach matt und müde und will am liebsten ruhen (was er auch tun sollte). Das ist ganz typisch für den Beginn einer Erkältung. In der Regel ist das Kratzen im Hals nach ein, zwei Tagen wieder verschwunden, und am schnellsten geht es, wenn Sie sich die Zeit nehmen konnten, um etwas auszuruhen. Meist sind Erkältungsviren die Ursachen für die Halsschmerzen, begleitet von Heiserkeit, Mattigkeit und allgemeinem Krankheitsgefühl. Kommen jedoch starke Schluckbeschwerden und Fieber dazu, könnte eine akute Mandelentzündung durch Bakterien vorliegen, die ärztlich untersucht und eventuell antibiotisch behandelt werden muss. Doch egal, ob nur Kratzen im Hals oder eine dicke Mandelentzündung: In beiden Fällen vermögen Halswickel mit Zitrone oder Quark die Beschwerden deutlich zu lindern.

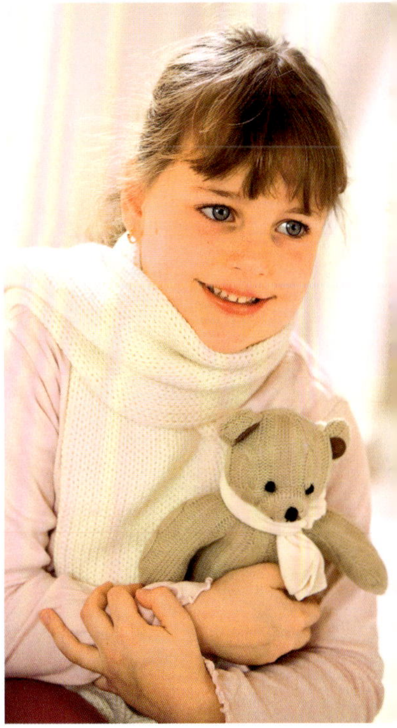

Wenn Teddy auch einen Wickel bekommt, hilft es noch besser.

ZITRONENWICKEL

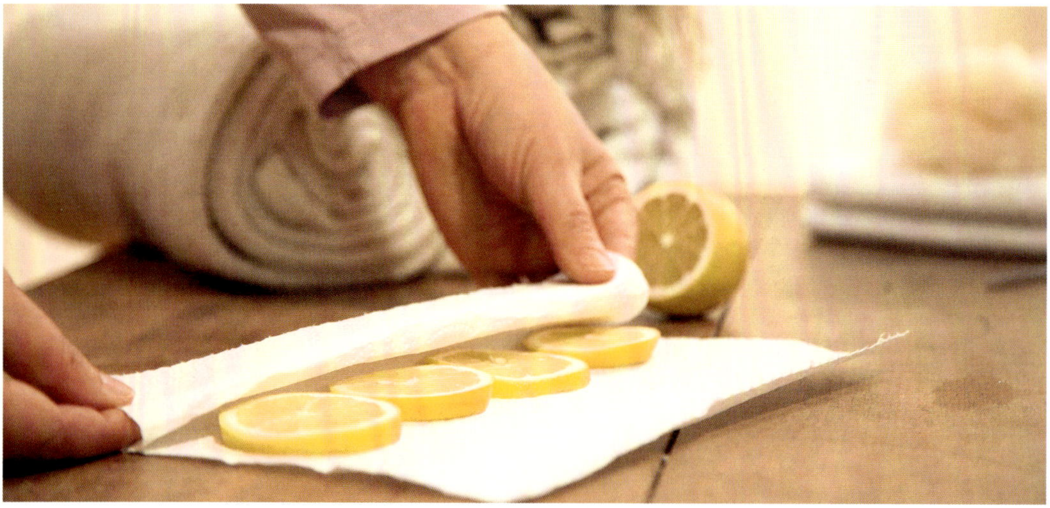

Die Unterseite des Tuches bleibt einlagig.

Der Zitronenwickel ist sehr beliebt, wenn das Bedürfnis nach etwas Frischem, Kühlem und Wohlduftendem vorhanden ist.

Wenn der Hals schmerzt und die Stimme heiser klingt, ist die Zitrone ein altbewährtes Hausmittel. Ihr Saft erfrischt und kühlt, das wird als angenehm und schmerzlindernd empfunden. Eine Mandel- oder Rachenentzündung lässt sich mit Zitronenwickeln wirksam „niederkämpfen" oder zumindest lindern.

Das brauchen Sie

› 1 Bio-Zitrone
› Brett und Küchenmesser
› kleines Tuch, z. B. Papiertaschentuch oder Küchenpapier
› Geschirrtuch oder Stoffwindel
› Schal

So geht es

› Schneiden Sie zunächst die Zitrone in dünne Scheiben, etwa ½ cm dick, und legen Sie sie auf ein Küchenpapier in einer Reihe nebeneinander. Es werden vier bis fünf Scheiben benötigt.
› Schlagen Sie die Tuchränder so um, dass ein langes Päckchen entsteht, dessen Unterseite einlagig bleibt.
› Der Zitronenwickel wird nun mit der einlagigen Seite um den Hals gelegt, von Ohr zu Ohr, so, dass der Bereich der Wirbelsäule frei bleibt. Das ist wichtig, da eine Bedeckung der Halswirbelsäule sehr unangenehm ist.

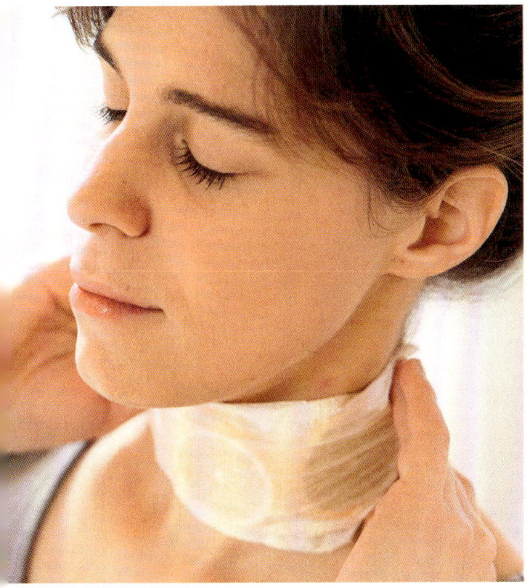

Den Wickel glatt um den Hals legen.

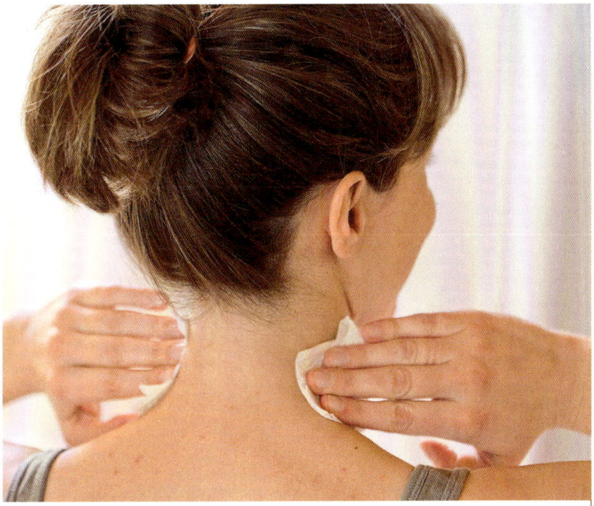

Die Halswirbelsäule bleibt frei.

- Zur Fixierung wickeln Sie um den Zitronenwickel noch ein Tuch und befestigen das Ganze zum besseren Halt zusätzlich mit einem Schal.
- Lassen Sie den Zitronenwickel bis zu 30 Minuten am Hals. (Nicht länger, damit die Haut durch die hautreizenden Substanzen der Zitrone nicht allzu stark beansprucht wird. Falls zuvor eine Unverträglichkeit wie Juckreiz oder Brennen auftritt, Wickel sofort entfernen!)
- Nach der Abnahme des Wickels trocknen Sie den Hals sanft ab, um einen Kühleffekt zu vermeiden. Halten Sie den Hals, je nach Bedürfnis, anschließend mit einem Schal warm.
- Ein Zitronenwickel kann einmal täglich an mehreren aufeinanderfolgenden Tagen angelegt werden.

Zitrone

Die Zitrone kennen wir als Vitamin-C-reiche Südfrucht, doch sie enthält noch mehr: duftende, antibakterielle, stimmungsaufhellende, konzentrationsfördernde und geruchsbindende ätherische Öle, zell- und gefäßschützende Flavonoide und natürlich Zitronensäure. Denken Sie nur daran, in eine Zitrone zu beißen! Gleich zieht sich alles zusammen. Das scheint es auch zu sein, was die Zitrone im Halswickel macht: Sie

Frisch, angenehm duftend und kühlend wirkt die Zitrone.

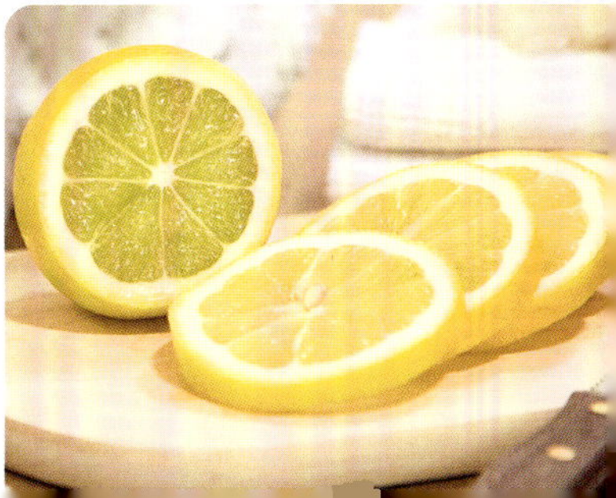

hält zusammen, was zusammen gehört, und sie dichtet ab. Die Schleimhäute ziehen sich zusammen, das hemmt Entzündungsprozesse, kühlt und lässt das Gewebe abschwellen. Die Eigenschaften der „Zitrone im Wickel“ wurden zwar nie wissenschaftlich untersucht, aber die Erfahrungsheilkunde beschreibt die Wirkung als ein „Herausziehen von Entzündungen“. Ein kalter Zitronen-Halswickel zieht bei einer Entzündung im Hals-Rachen-Bereich „überschüssige Wärme“ heraus, das heißt, er kühlt angenehm und lindert akute Schluckbeschwerden und Halsschmerzen. Sie werden das schnell spüren. Und Sie werden es genießen, denn der feine Duft erfrischt und belebt eben gerade dann, wenn man sich alles andere als wohl fühlt.

! Aufgrund seines Säuregehalts wirkt Zitronensaft leicht hautreizend. Daher Zitronenwickel nicht anwenden bei Hautveränderungen an der Auflagestelle, bei nässenden, entzündeten Hautstellen, bei Allergie auf Zitrusfrüchte sowie bei Menschen mit allgemein sehr empfindlicher Haut, bei Säuglingen und Kleinkindern!

Was die Zitrone sonst noch kann

- Bei Erkältungen: zur Linderung von Schluckbeschwerden „heiße Zitrone“ trinken, Zitronenscheibe lutschen. Bei beginnender Mandelentzündung jede halbe Stunde mit dem Saft einer halben Zitrone gurgeln.
- Bei Allergien: „Mittel gegen Heuschnupfen“ in der anthroposophischen Medizin (Apotheke).
- Innerlich genossen: Zitronen-Flavonoide schützen Zellen und Blutgefäße, lassen Wunden gut abheilen, wirken entzündungshemmend und antiallergisch.
- Äußerlich angewendet (1:10 verdünnt): als Waschung zur Verringerung von übermäßigem Schweiß- bzw. Körpergeruch (Achsel, Hand- oder Fußflächen einreiben); lindert außerdem Juckreiz, Insektenstiche oder leichten Sonnenbrand.
- In der Kosmetik: als Gesichtswasser (1:10 verdünnt), um die Haut zu reinigen und geschmeidig zu halten; für jugendliche Aknehaut (wirkt antibakteriell, entzündungshemmend); als Ätherische-Öl-Einreibung (2-prozentig in Massageölen) strafft Zitronenöl das Bindegewebe, beugt damit Cellulite, Bindegewebsschwäche, Besenreisern und Faltenbildung vor.
- In der Volksmedizin: Kaffee mit Zitrone und Salz bei akutem Migräneanfall.

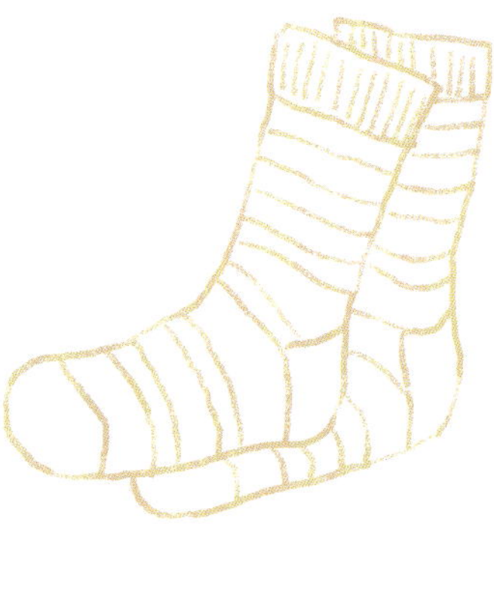

i **ZITRONENSOCKEN**

Bei Fieber kühlen Zitronensocken auf angenehme Weise:
Saft ½ Zitrone mit 1 Glas warmem Wasser mischen;
dünne Socken damit tränken, auswringen und anziehen;
Wollsocken darüberziehen und ½ Stunde im Bett wirken lassen.

QUARKWICKEL

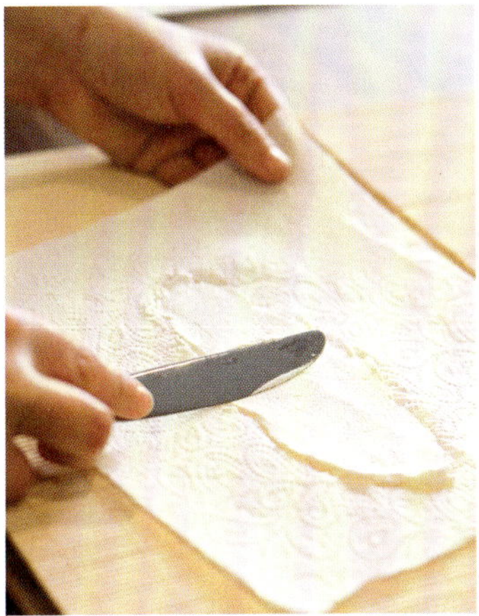

Den Quark auf Haushaltspapier streichen.

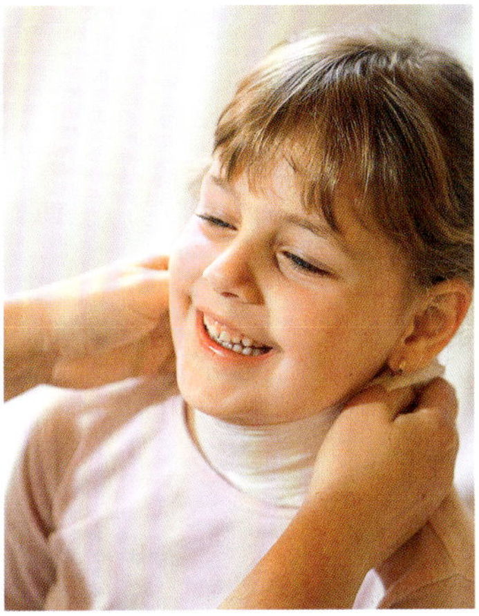

Das Tuch mit dem Quark um den Hals legen.

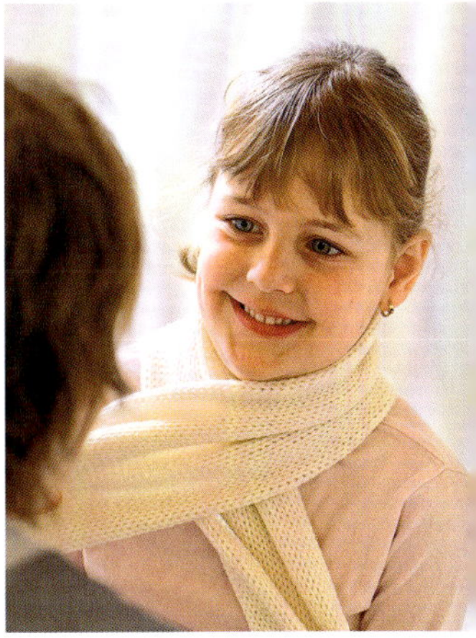

Mit einem Schal fixieren.

Verderben Ihnen Halsschmerzen mit entzündeten Mandeln den Tag, oder lässt Sie starke Heiserkeit verstummen? Dann probieren Sie es mal mit Quarkwickeln! Die wirken oft Wunder.
Der Quarkwickel bietet viele Vorteile. Er ist schnell verfügbar, einfach in der Anwendung und kann sowohl kühl als auch wohltemperiert angebracht werden, ganz so, wie es dem von Halsschmerzen Geplagten angenehmer ist. Die Feuchtigkeit des Quarks sorgt für eine schnelle und intensive Wirkung. Vor allem bei Entzündungen empfinden die meisten den Quarkwickel als sehr angenehm, da Quark eine ableitende Wirkung auf Entzündungsprozesse hat.

Bei Bedürfnis nach einem warmen Halswickel können Sie den Quarkwickel auch erwärmt anlegen.

Das brauchen Sie

› 250 g Magerquark
› Haushaltspapier oder Taschentuch
› Esslöffel oder Messer
› Geschirrtuch oder Stoffwindel
› Schal

So geht es

› Streichen Sie den Quark ½ cm dick auf ein Tuch, gerade so breit, wie die Auflagefläche am Hals ist.
› Schlagen Sie die Seiten des Tuchs nach oben ein, und zwar so, dass die Unterseite einlagig bleibt. Legen Sie den Wickel dann

Quarkwickel sollten Sie nicht anlegen auf Wunden oder auf vorgeschädigter Haut. Auch bei einer (allerdings seltenen) Milcheiweiß-Kontaktallergie müssen Sie auf Quarkwickel verzichten.

– mit der einlagigen Seite zur Haut – vorsichtig um den Hals, der Bereich der Wirbelsäule bleibt dabei frei.

- Umwickeln Sie nun den Quarkwickel mit dem Geschirrtuch oder der Stoffwindel, damit die Kleidung vor Feuchtigkeit geschützt ist. Gegebenenfalls können Sie ihn zusätzlich noch mit einem Schal fixieren.
- Am besten lassen Sie diesen Wickel 20–30 Minuten um den Hals, bei Bedarf kann er aber auch länger angelegt bleiben. Bei heftigen Halsbeschwerden sollten Sie ihn mehrmals täglich anwenden.

Nicht zu kalt

Quark sollte nicht zu kalt eingesetzt werden, das wird meist als unangenehm empfunden. Nehmen Sie den Quark also rechtzeitig aus dem Kühlschrank oder wärmen Sie ihn sogar vorher an. Sie können das Quarkpäckchen dazu zwischen zwei Wärmflaschen legen, die mit heißem Wasser gefüllt sind, oder auf den Deckel eines Kochtopfs mit heißem Wasser. Quark immer in einem Tuch eingeschlagen auf die Haut legen, nie „pur“!

Quark

Quark ist rundum gut und auch noch günstig.

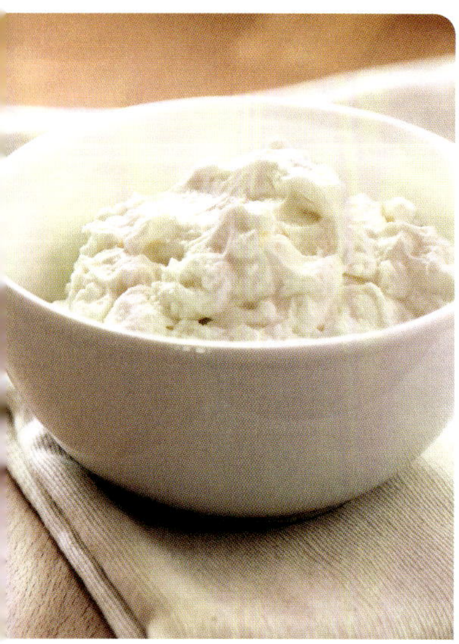

Quark im Wickel – der „Coolpack“ aus Milch! Nein, ich rede keinen Quark (Unsinn), das weiße Milchprodukt schmeckt nicht nur gut, es hat auch hervorragende heilende Eigenschaften. Quark, auch Weißkäse oder Topfen genannt, entsteht aus entrahmter Milch, der Milchsäure oder Labferment zugegeben wird. Das lässt sie gerinnen, sodass sich die festen von den flüssigen Bestandteilen trennen. Die flüssige Molke wird entfernt, der verbliebene „Käsebruch“ fein passiert und gegebenenfalls mit Sahne verfeinert.

Quark enthält 10–20 Prozent Eiweiß, davon 80 Prozent Kasein und 20 Prozent Molkenproteine. Das leckere und gesunde Milchprodukt ist fast in jedem Haushalt, Krankenhaus und Altersheim vorrätig und kostet nicht viel. Gewöhnlich wird es ja gegessen, es lässt sich aber eben auch als heilende Auflage einsetzen.

Quarkauflagen, korrekt angelegt, sind ohne Nebenwirkungen, werden gut vertragen und sind bestens hautverträglich, ja sogar hautpflegend. Man kann sie, im Gegensatz zu Alkohol, auch bei empfindlicher Haut anwenden oder statt einer Eisauflage, da sie nicht gar so „eis“-kalt sind.

Quark kühlt. Das lindert den Entzündungsschmerz, leitet die Überwärmung ab und lässt das Gewebe abschwellen. Eine Quarkauflage ist ein lang anhaltender, nasser Kälteträger mit intensiver Tiefenwirkung, der der behandelten entzündlichen Stelle die überschüssige Wärme auch aus tieferen Gewebeschichten entzieht. Der Kühlungseffekt basiert auf der Verdunstungskälte durch den feuchten Quark. Dabei wird der Unterhaut Wärme entzogen, und Schwellung und Schmerzen gehen zurück. Sobald der Quark dann eingetrocknet ist, wird die Durchblutung angeregt und somit der Heilungsprozess in Gang gesetzt.

Was Quark sonst noch kann

- Als gesundes Nahrungsmittel (Früchte- oder Kräuterquark, Quark-Soufflé, Quarknockerl, Tsatsiki, …) ist Quark ein Eiweißlieferant, dessen Aminosäuren leicht zu körpereigenem Eiweiß umgebaut werden.
- Quarkauflagen helfen auch bei Brustdrüsenentzündung, Gelenkentzündung, Bluterguss, Prellung, Verstauchung, Sonnenbrand, Insektenstich, Juckreiz, Milchstau, gereizten Krampfadern und oberflächlichen Venenentzündungen – immer vorausgesetzt, die Haut ist intakt.
- Quark-Leincreme nach der Apothekerin *Johanna Budwig* zum Gesundbleiben: 125 g Magerquark, 3 Esslöffel Leinöl, 3 Esslöffel Leinsamen (oder 1 Esslöffel Linomel Bio Leinsaat-Honig-Granulat), nach Geschmack 1 Teelöffel Honig, 1 Prise Gewürze (Zimt, Kardamom, Curcuma) und 150 g Früchte der Saison.

Den Quark immer auf ein Tuch streichen, nie direkt auf die Haut.

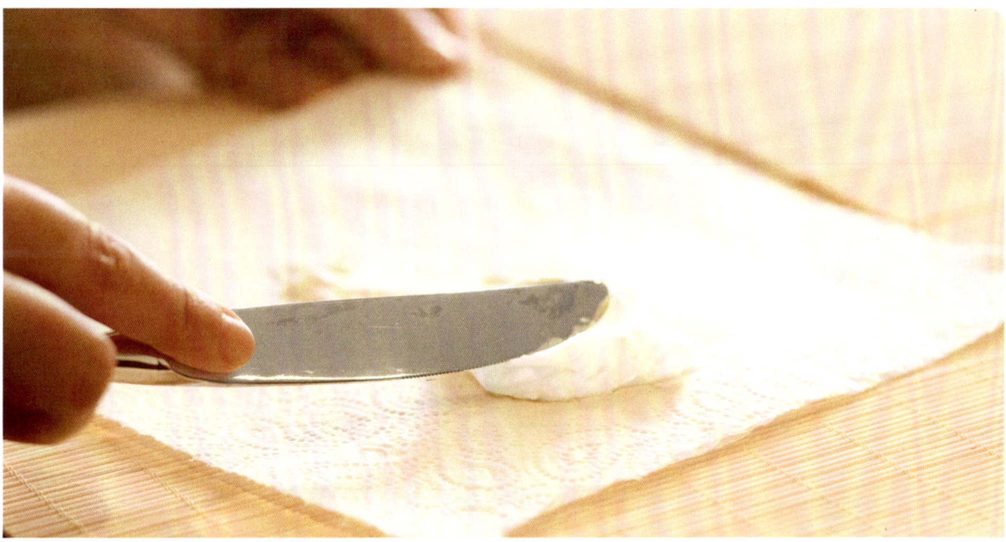

ZWIEBELWICKEL AN DEN FÜSSEN

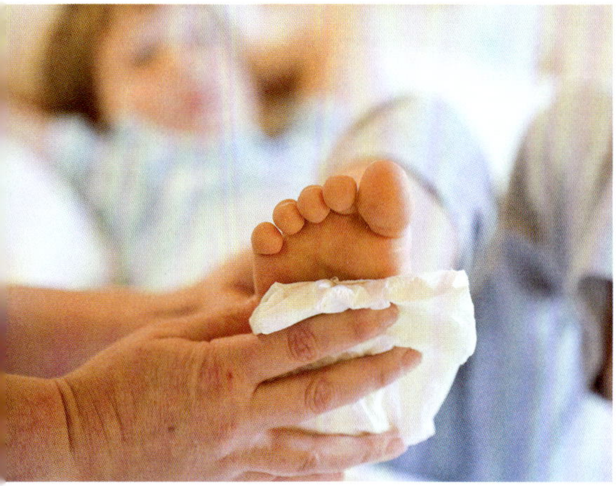

Die Auflage auf die Fußsohlen legen …

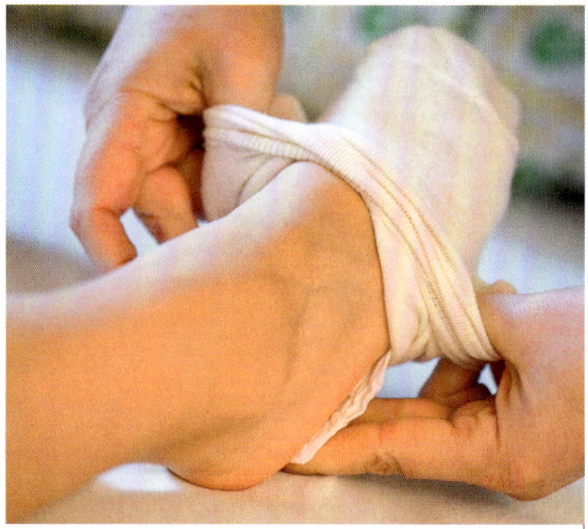

… und mit Socken fixieren.

Die Erkältung beginnt: Sie frösteln, haben Kopfschmerzen, die Nase läuft … Jetzt hilft ein Zwiebel-Fußwickel.

Wieso ein Wickel an den Füßen, wenn doch der Kopf „dick" ist? Nun, an den Fußsohlen verlaufen reflektorische Nervenbahnen, deren Beeinflussung eine ableitende Wirkung auf entzündliche Prozesse im Kopf und im Nasennebenhöhlenbereich hat, ganz ähnlich wie bei einer gezielten Fußreflexzonen-Massage. Durch die Zwiebelauflage an den Füßen fängt die Nase an zu laufen, sie wird freier, der Druck im Kopf lässt nach. Besonders bei Kindern wirken Zwiebel-Fußauflagen sehr gut, und auch für kleine Kinder sind sie geeignet. Den Steckbrief zur Zwiebel finden Sie auf Seite 45.

So geht es

- Eine Fußsohlenauflage wird genauso zubereitet und angewärmt wie eine Auflage für das Ohr (Seite 43).
- Im Falle der Füße werden allerdings stets zwei Auflagen, der Größe der Fußsohlen (ohne Zehen) entsprechend, vorbereitet.
- Auf die Fußsohlen legen und zur Fixierung Socken über die Auflagen ziehen und mindestens 20 Minuten, besser viel länger an den Füßen belassen.

i ZUR NACHT

Besonders wirksam ist die Fußsohlenauflage, wenn Sie diese zur Nacht anlegen und belassen. So kann sich die Wirkung der Zwiebel sehr gut entfalten.

! Bei Personen, die eine sehr empfindliche oder an den Füßen bereits irritierte Haut haben, sollten Sie die Zwiebelwickel nicht anwenden, ebenso wenig bei Menschen, die Zwiebelgeruch nicht vertragen.

Bei Husten

Was ist so ein Husten doch lästig! Dabei stellt er eigentlich eine sehr sinnvolle Reaktion des Körpers dar. Wenn die Schleimhäute im Bereich der oberen Luftwege, insbesondere der Bronchien, entzündet sind, versucht der Körper durch vermehrte Schleimbildung, die krankhaften Substanzen loszuwerden. Die Flimmerhärchen, mit denen die Schleimhaut ausgekleidet ist, transportieren den Schleim nach oben. Der Husten liefert dann die Schubkraft, mit deren Hilfe der „Abfall" hinaus befördert wird. Das macht es auch verständlich, warum man bei Husten unbedingt genügend trinken sollte, ob heißen Tee mit Thymian oder Schlüsselblume oder Vitamin-C-haltige Säfte wie Holunder- oder Sanddornsaft. Durch die Flüssigkeitszufuhr wird der Schleim verdünnt, was das Abhusten unterstützt. Außerdem werden die Abwehrkräfte gestärkt.
Es gibt aber auch einen trockenen, einen „unproduktiven" Husten. In diesem Fall ist die Schleimhaut der Bronchien durch eine Entzündung gereizt, ohne dass es zu einer Schleimproduktion kommt. Bei beiden Arten von Hustenreiz können Wickel wohltuend unterstützen, das Abhusten fördern und den Hustenreiz lindern.

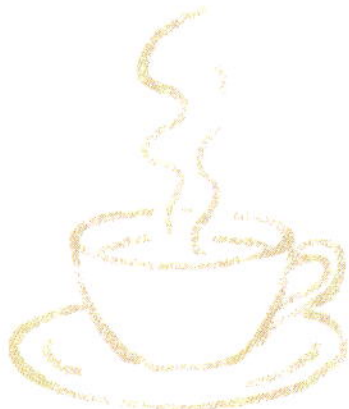

Ein Hustentee und dann ein Wickel – das lindert Husten ganz bestimmt!

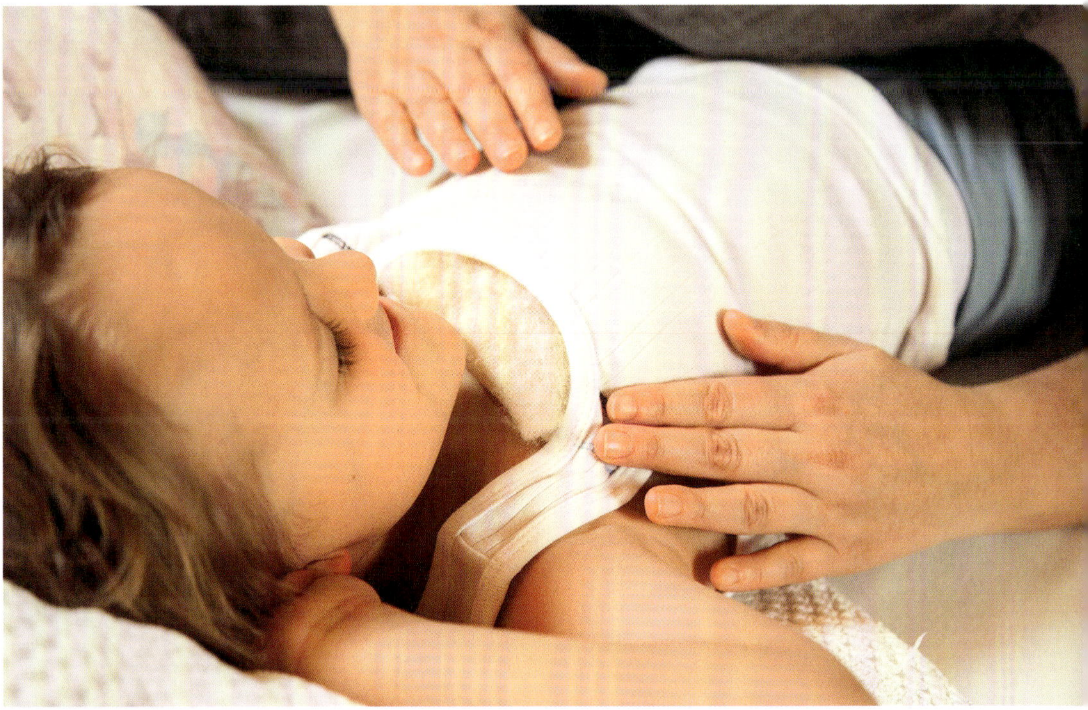

ÖLAUFLAGEN MIT THYMIAN ODER LAVENDEL

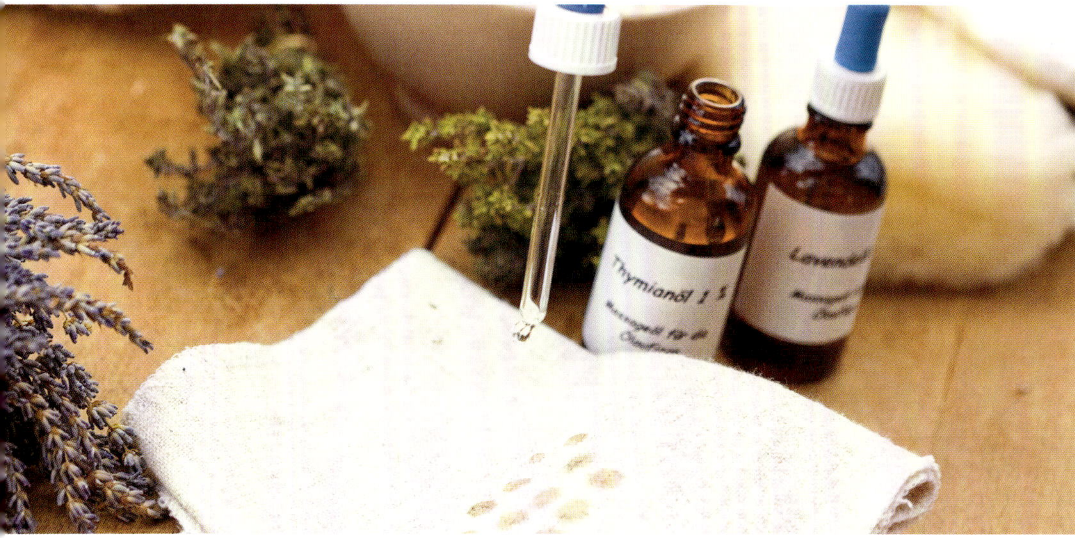

Die Menge der Öltropfen richtet sich nach dem Alter.

Ölauflagen mit ätherischen Ölen sind angenehm duftende und wirkungsvolle Unterstützer in der Erkältungszeit.

Ölauflagen sind einfach in der Zubereitung und deshalb schnell zur Hand. Bei Husten und Infekten der oberen Luftwege sowie Bronchitis kann entweder Thymian oder Lavendel zum Einsatz kommen. Bei starkem Hustenreiz ist Thymian besser geeignet. **Thymian** ist der ideale Hustenlöser und hat sich vor allem bei krampfartigem Husten sehr bewährt. Allerdings ist er nicht geeignet bei Säuglingen und Kleinkindern, man sollte ihn frühestens ab einem Alter von sechs Jahren verwenden. **Lavendel** ist etwas milder und kann deshalb auch schon sehr gut bei kleinen Kindern eingesetzt werden. Neben dem hustenstillenden Effekt wirkt die Lavendelauflage auch beruhigend und verhilft zu einem angenehmen Schlaf.
Noch mehr Wissenswertes über die Heilpflanze Lavendel finden Sie auf Seite 125.

Das brauchen Sie

- 1- oder 2-prozentige Lavendel-Ölmischung (1-prozentig für Kinder ab 1 Jahr, 2-prozentig ab 6 Jahren, Kasten rechts)
- 1-prozentige Thymian-Ölmischung (erst ab 6 Jahren)
- Tuch (Taschentuch, Leinenläppchen oder Papiertuch)
- Rohwollauflage oder weichen Waschhandschuh
- gegebenenfalls Kirschkernsäckchen

So geht es

- Beträufeln Sie ein Tuch in der Größe von etwa 10 x 10 cm, bei Kindern etwas kleiner, mit der entsprechenden Ölmischung, entweder mit Lavendel- oder mit Thymianöl. Man nimmt dazu …
  … für Erwachsene: 40–50 Tropfen Ölmischung
  … für Kinder von 10–14 Jahren: 30–40 Tropfen Ölmischung
  … für Kinder von 6–10 Jahren: 25–35 Tropfen Ölmischung
  … für Kinder von 1–5 Jahren: 15–25 Tropfen Ölmischung
  Legen Sie das Öltüchlein direkt auf die Brust. Allein schon durch die Körperwärme entfalten die ätherischen Öle ihre beruhigende Wirkung.
- **Schneller und intensiver** wirkt die Ölauflage, wenn sie zusätzlich erwärmt wird. Packen Sie dazu das Tuch mit dem Ölgemisch in eine Plastiktüte oder in Butterbrotpapier und legen Sie es für ein paar Minuten zwischen zwei heiße Wärmflaschen. (Wärmen Sie sie nicht in der Mikrowelle an, sonst gehen die Wirkstoffe verloren. Einerseits „verduften" die ätherischen Öle durch die hohe Hitzeeinwirkung, und „Duft" ist hier Heilkraft, andererseits werden sie dabei chemisch verändert, und das macht die heilsame Wirkung zunichte).
- Dann wird eine – am besten ebenfalls erwärmte – Rohwollauflage oder ein weicher Waschhandschuh über das Öltüchlein gelegt und mit eng anliegender Kleidung, zum Beispiel dem Unterhemd, fixiert.
- Bei Bedarf können Sie auch noch ein warmes Kirschkernsäckchen darauflegen, das hält länger warm.
- Am besten wird die Ölauflage einmal täglich angewendet. Ideal ist es, sie zur Nachtruhe anzulegen, wobei sie ohne Weiteres über Nacht am Körper bleiben kann.
- Der Einsatz der Thymianöl-Auflage ist erst ab einem Alter von 6 Jahren empfehlenswert, Lavendelöl hingegen kann auch schon bei Säuglingen angewendet werden. Dass diese Ölauflage nicht in Frage kommt, wenn eine Allergie auf die Inhaltsstoffe oder eine Abneigung gegenüber dem Duft vorliegt, versteht sich eigentlich von selbst.

Das richtige Thymianöl

Thymian CT Linalool und *Thymian CT Thujanol* gelten als milder, hautfreundlicher „Kinderthymian" ohne Nebenwirkungen.
Thymian CT Thymol dagegen ist ein äußerst intensiv wirkender „Bronchialthymian" für Erwachsene. Er wirkt, pur angewendet, haut- und schleimhautreizend und regt die Gebärmutter an. Deshalb: Nicht in der Schwangerschaft einsetzen und maximal 1-prozentig verwenden – und bitte nur mit Fachkenntnis (Aromatherapie) einsetzen!

Nur als Mischung!

Ätherische Öle sollten Sie keinesfalls pur verwenden, sondern nur gemischt mit fettem Öl. Solche Mischungen erhalten Sie entweder in Apotheken, oder Sie stellen sie selber her. Dazu füllen Sie fettes Öl (Mandel-, Oliven- oder Sonnenblumenöl) in eine Pipettenflasche und träufeln ätherisches Thymian- oder Lavendelöl dazu: Für eine 1-prozentige Ölmischung 10 Tropfen ätherisches Öl auf 50 ml fettes Öl, für eine 2-prozentige Ölmischung 20 Tropfen ätherisches Öl auf 50 ml fettes Öl. Das Ganze immer wieder gut schütteln. Die fertige Mischung dann dunkel lagern. Sie ist 6–12 Monate haltbar.

Thymian

Thymian ist ein echter Allrounder unter den Heilpflanzen.

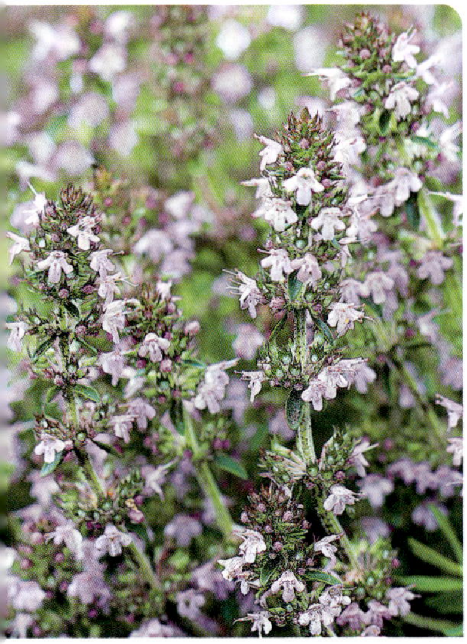

„Die nächste Grippe kommt bestimmt, doch nicht zu dem, der Thymian nimmt". Dieser alte Spruch verweist auf die große Kraft des „Hustenkrauts" schlechthin, auf diesen kleinen Zwergstrauch namens *Thymus vulgaris*, der sich mit einer Vielzahl lilarosa Blüten schmückt. Er ist stark im Duft und stark in der Wirkung, und das nicht nur als Pizzagewürz! Sein Duft beruht auf speziellen, in den Blättern und Blüten gebildeten Substanzen, die „ätherische Öle" genannt werden. Und diese Substanzen haben es in sich. Zum einen werden ätherische Öle bei einer Öl-Auflage über die Haut direkt ins Blut aufgenommen und gelangen dort zur Wirkung. Zum anderen stehen die winzig kleinen „Dufttröpfchen" bei der Bekämpfung von Atemwegserkrankungen an erster Stelle: Ätherisches Thymianöl mit seinen Hauptbestandteilen Thymol und Carvacrol hemmt zuverlässig das Wachstum von Bakterien, Viren und Pilzen und richtet sich somit auch gegen die Erreger von Atemwegsinfekten. Zudem entkrampft und beruhigt Thymianöl die Bronchialmuskulatur und lindert krampfhafte Bronchitis, Keuchhusten und Asthma, es stärkt das Immunsystem und bekämpft eitrige Mandelentzündungen. Nicht umsonst wurde Thymian vielfach das „Antibiotikum der armen Leute" genannt. Weil er außer den ätherischen Ölen auch noch über schleimlösende Saponine verfügt, verflüssigt er zudem festsitzenden Hustenschleim und fördert dessen Auswurf.

Was Thymian sonst noch kann

- Thymiantee (1 Teelöffel pro Tasse heißes Wasser) lindert, innerlich angewendet, Magen-, Bauch-, Atemwegs- und Menstruationskrämpfe. Mit seinen verdauungsfördernden Bitterstoffen ist er eine wohlschmeckende Verdauungshilfe, er wärmt, fördert die Durchblutung und regt an (Kaffee-Ersatz).
- Thymiantee, äußerlich angewendet, zum Inhalieren bei Schnupfen; als Gurgelmittel bei Entzündungen der Mund- und Rachenschleimhaut sowie Mundgeruch; als antibakterielles und desodorierendes Gesichtswasser oder Dampfbad bei Akne und unreiner Haut, oder als Kompresse bei schlecht heilenden Wunden.
- Thymiantee-Bad bei Erkältung, für keuchhustenkranke Kinder und Asthmatiker. Der Thymiantee als Badezusatz fördert die Durchblutung, wärmt und lindert rheumatische Beschwerden.

! Bei *Thymiantee* in der äußerlichen Anwendung sind keine Nebenwirkungen bekannt. Beim *ätherischen Öl* dagegen kann es durchaus zu Nebenwirkungen kommen. Die Zusammensetzung von Thymianöl hängt von den klimatischen Bedingungen ab, unter denen die Pflanzen gewachsen sind, und schwankt je nach Chemotyp (CT) erheblich. Achten Sie deshalb darauf, das richtige Öl (siehe Kasten Seite 35) zu verwenden.

BIENENWACHSKOMPRESSE

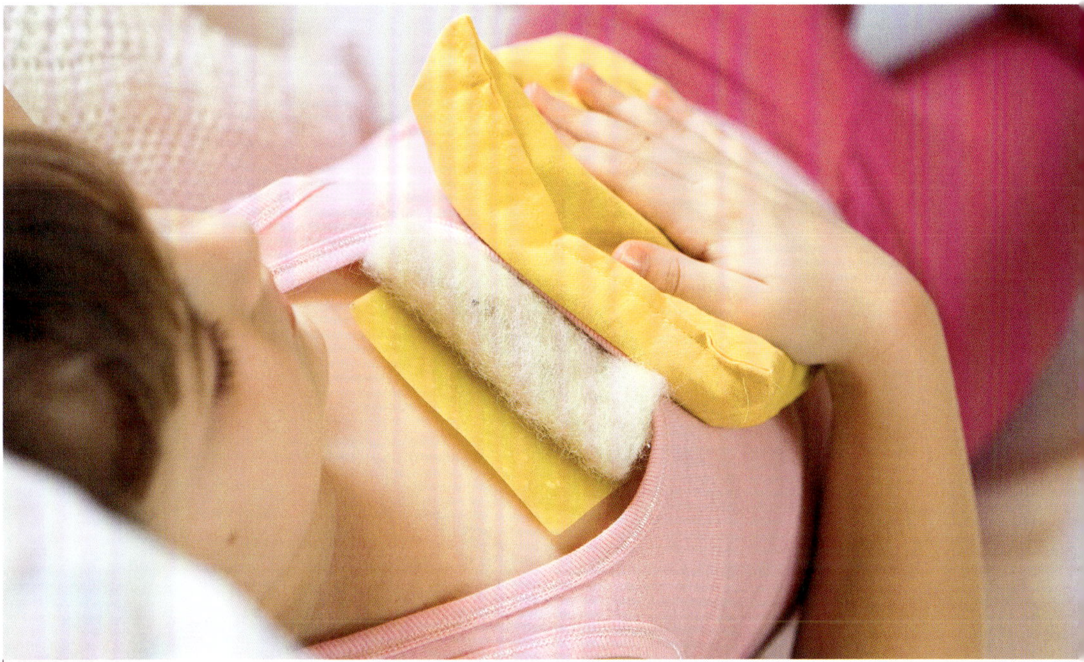

Sanft, duftend und wohltuend bei Husten.

Bienenwachs als Kerze, na klar! Aber als Kompresse, als „Medizin" gewissermaßen? Klingt für viele vielleicht merkwürdig, ist aber ein bewährtes Mittel bei Bronchitis, Erkältung mit Husten, Reizhusten und zur Vorbeugung bei Infektanfälligkeit, ebenso bei Verspannungen und Rückenschmerzen.
Eine Bienenwachskompresse riecht gut, das kennen Sie von der Kerze her. Und sie schmiegt sich angenehm an die Haut an. Zudem lässt sie durch die milde Wärmeabgabe, die lange anhält, den Hustenkranken tiefer durchatmen. Das führt zum Abhusten des Schleims, lindert den Hustenreiz, beruhigt und lässt einen gut einschlafen. Der ideale Wickel vor allem für Babys und Kleinkinder, aber auch für alte Menschen.

Eine Bienenwachskompresse ist eine äußerst milde und angenehme Anwendung, die schonend Hustenbeschwerden lindert.

Das brauchen Sie

› Bienenwachskompresse
› Fön zum Anwärmen der Bienenwachskompresse
› Rohwollauflage oder weicher Waschhandschuh
› Kirschkernsäckchen nach Wunsch

! Eine Bienenwachskompresse ist immer wieder verwendbar, solange sie noch angenehm riecht. Spätestens aber, wenn die Erkältungsphase vorüber ist, sollten Sie sie wegwerfen.

So geht es

- Schneiden Sie zunächst die gekaufte Bienenwachskompresse auf die benötigte Größe zurecht.
- Erwärmen Sie dann die Kompresse, am besten mit dem Fön. Durch die langsame Erwärmung mit dem Fön wird die Kompresse allmählich weich und anschmiegsam. Der Vorteil ist, dass so die Kompresse nicht zu schmelzen beginnt, was bei einer anderen Form des Anwärmens, zum Beispiel auf der Heizung, durchaus vorkommen kann.
- Nach sorgfältiger Überprüfung der Wärme legen Sie die Bienenwachskompresse direkt auf die Brust.
- Darauf ein Rohwollkissen oder einen warmen Waschhandschuh legen, um das Ganze angenehm warm zu halten.
- Mit dem Body des Kindes oder mit einem Unterhemd befestigen.
- Zusätzlich können Sie ein angewärmtes Kirschkernsäckchen daraufpacken, um die Kompresse noch länger warmzuhalten.
- Ideal ist die Bienenwachskompresse über Nacht zu belassen.

Kein Kerzenwachs

Verwenden Sie für solche Auflagen spezielle Bienenwachskompressen, wie sie in Apotheken oder im Fachhandel für Wickel-Materialien (Seite 137) erhältlich sind. Bienenwachsplatten, die zum Basteln oder Rollen von Bienenwachskerzen gedacht sind, würden zerbrechen und eignen sich daher nicht als Wickelauflage.

Bienenwachs

Bienenwachs wird von den fleißigen Honigbienen hergestellt. Sie sondern aus ihren Wachsdrüsen am Hinterleib Wachs aus, das sie zum Bau ihrer Bienenwaben benötigen. Chemisch gesehen ist das Wachs, das *Cera flava*, wie der Apotheker es nennt, ein komplexes Gemisch aus über 300 Substanzen. Sein warmes Honiggelb erhält es durch die Farben von Blütenpollen und Propolis, und mittels Sekreten wird es weich und geschmeidig gehalten. Das Besondere aber ist sein herrlich warmer, heimeliger Duft.

Eine Bienenwachsauflage besteht aus einem Stück Leinen, Baumwolle oder Seide, das mit mehreren Schichten Bienenwachs überzogen ist. Sie wird erwärmt aufgelegt. Das Besondere an dieser trockenen Wärme ist, dass die Auflage selbst so gut wie keine Wärme abgibt, aber die körpereigene Wärme vertieft und reguliert – und dabei sooo angenehm duftet! Deshalb sind solche milden Auflagen für jedermann geeignet, von Babys bis zu alten Menschen. Mit ihrer langsam ansteigenden, wohlig einschleichenden Wärme wirken Bienenwachsauflagen beruhigend, erwärmend, sie stillen Hustenreiz, lösen Schleim bei Bronchitis, beugen Erkältungen vor und lindern deren Verlauf. Sie sorgen für eine tiefe, entspannende Durchwärmung des ganzen Körpers, nicht erschöpfend, sondern eher kraftspendend.

Mit zusätzlicher Wärme (Wärmflasche, Kirschkernsäckchen) können Sie auf Wunsch die Wärmewirkung noch erhöhen.

Bienenwachsauflagen lindern als sanft durchblutungsfördernder Wärmeträger Verspannungen, Ischiasbeschwerden sowie Muskel- und Gelenkschmerzen.

Das tut allen gut: die milde Wärme von Bienenwachs.

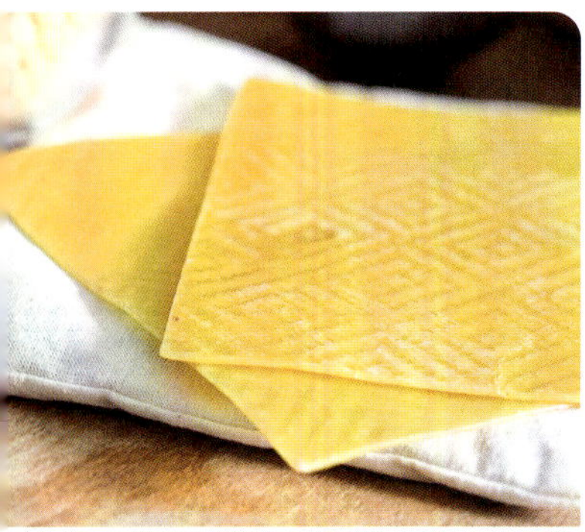

SENFMEHLAUFLAGE FÜR FORTGESCHRITTENE

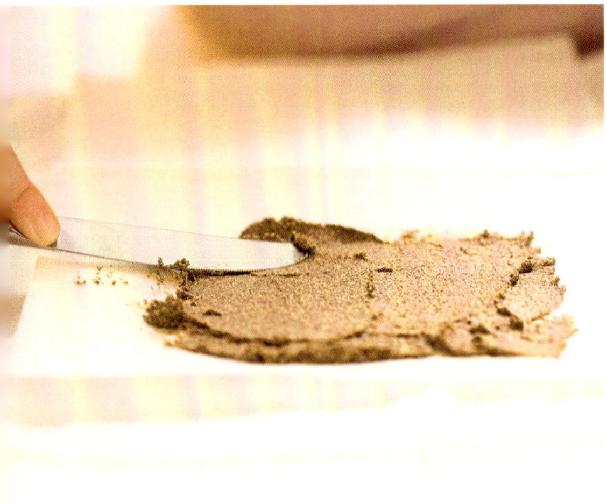

Den Brei auf ein Tuch streichen.

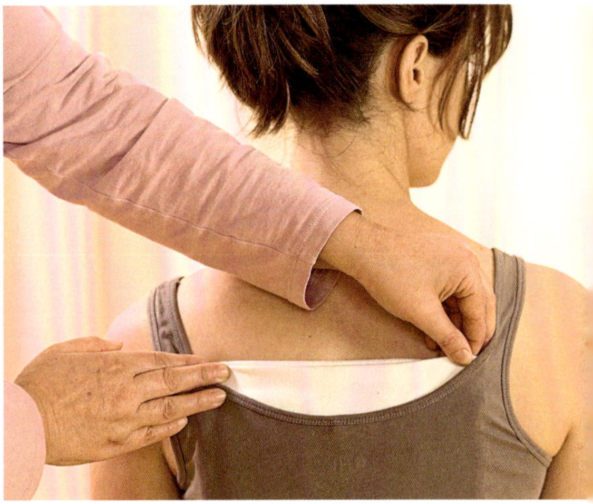

Das Päckchen mit der einlagigen Seite auflegen.

Bei akuter oder chronischer Bronchitis und sogar bei Lungenentzündung (nach ärztlicher Rücksprache) können Senfmehlauflagen sehr zur Gesundung beitragen – vorausgesetzt, man macht sie *richtig*. Nicht selten werden sie von Ärzten empfohlen oder sogar verschrieben. Umso wichtiger ist, dass Sie Bescheid wissen über ihre korrekte und damit auch gefahrlose Anwendung.
Das schwarze Senfmehl (*Semen sinapis*) hat eine große Tiefenwirkung. Durch die starke Erwärmung des Gewebes und die damit verbundene Förderung der Durchblutung werden der Stoffwechsel und die Atmung aktiviert und Hustensekret nach oben befördert.

Diese Auflage wirkt, richtig angelegt, wahre Wunder und kann schwere Atem- und Hustenbeschwerden reduzieren.

Das brauchen Sie

- 100 g Senfmehl vom Schwarzen Senf (Semen sinapis pulv.), maximal 12 Monate alt (in der Apotheke oder bei einem hochwertigen Bio-Gewürzhandel besorgen). Gelegentlich wird im Handel das Mehl vom Schwarzen und Braunen Senf verwechselt. Es sind jedoch beide gleichermaßen einsetzbar. Das schwarze Senfmehl wirkt etwas intensiver.
- warmes Wasser (maximal 45 °C! Zu heißes Wasser verhindert die Entstehung der Wirksubstanzen, deshalb nie über 45 °C erhitzen!)
- kleine Schüssel

- Löffel
- Küchenpapier oder Stofftuch
- Geschirrtuch oder Stoffwindel
- Außentuch, z. B. großer Schal, Wolltuch oder auch großes Handtuch
- Wecker
- gegebenenfalls Pflegeöl, z. B. Johanniskrautöl, zur Nachbehandlung

So geht es

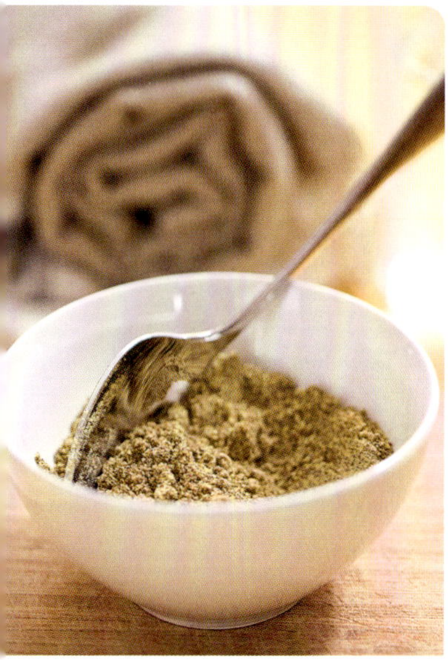

Senfmehl besteht aus gemahlenen Senfsamen: Ganz schön scharf!

- Rühren Sie das Senfmehl in einer Schüssel mit gerade so viel warmem Wasser an, dass ein „sämiger" Brei entsteht, nicht zu feucht und nicht zu trocken.
- Streichen Sie den Brei etwa ½ cm dick auf ein Küchenpapier oder ein Tuch, und zwar in der Größe der Auflagefläche.
- Formen Sie dann daraus ein Päckchen und legen Sie es vorsichtig, mit der einlagigen Seite zur Haut, auf dem Rücken oder der Brust auf.
- Befestigen Sie es zusätzlich mit einem Außentuch, damit es nicht verrutscht.
- Nehmen Sie es schon nach 5–7 Minuten (siehe Kasten rechts) wieder ab und pflegen Sie die Haut an der Auflagestelle mit Johanniskrautöl. (Eine Hautrötung durch das Senföl kann allerdings auch bei rechtzeitiger Entfernung der Auflage bis zu 48 Stunden anhalten.)
- Halten Sie die Auflagestelle anschließend durch Kleidung oder ein Tuch gut warm.
- Führen Sie diesen Wickel nur einmal täglich durch, und höchstens 2 Wochen lang. Eine längere Anwendung würde zu unangenehmen Hautreizungen führen.

Senf

Senf kommt nicht aus der Tube, er wächst als Pflanze auf dem Feld. Der üppig-grüne Kreuzblütler mit dem botanischen Namen *Brassica nigra* stammt ursprünglich aus Indien und Vorderasien, wurde aber schon in der Römerzeit auch nach Mitteleuropa gebracht. Senf-Samen galten lange als „Würze der Armen" und seit über 2000 Jahren in Form von „Senfpflastern" als heilkräftig. Damals kannte man schon die scharf-heiße, durchblutungsfördernde Wirkung von Senfsamen, die als Ganzes geruchlos sind. Erst beim Zerkleinern und Anrühren mit warmem Wasser entsteht der brennend scharfe Geruch nach Senfölen. Das im Senfsamen enthaltene Enzym (Myrosinase) wird nämlich erst durch die Zerkleinerung der Samen aktiv

und verwandelt die an sich noch harmlosen Senföl-Glykoside in scharfe, tränenreizende „Isothiocyanate“ (auch „ätherisches Senföl“ genannt), chemisch ziemlich aggressive Stoffe. Sie dienen der Pflanze als „chemische Kampfstoffe“ gegen Fraßfeinde. Senföle wirken als starkes Hautreizmittel durchblutungsfördernd, sekretionsfördernd und antibiotisch. Als flüchtige, lipidlösliche Substanzen dringen sie leicht und schnell in die Haut ein und führen dort zu einem Wärmegefühl bis hin zu Brennen und Stechen mit starker Hautrötung. Die Reaktion gleicht einer örtlichen Entzündung, in deren Bereich die Stoffwechselaktivität angeregt wird und somit auch vermehrt Stoffwechselprodukte abgeleitet werden.
Die sensiblen Nervenendigungen werden gereizt, und das erweitert die Gefäße. Das wiederum regt das Atemzentrum an, verstärkt die Herztätigkeit und kann einer Lungenentzündung vorbeugen.

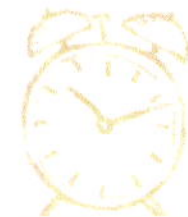

WICHTIG!
Eine Senfmehlauflage zunächst nie länger als 5–7 Minuten anlegen! Viele Menschen merken schon nach 2–3 Minuten einen starken Wärmereiz bis hin zu einem Brennen. Bitte halten Sie es dann noch kurz aus, um die erwünschte Wirkung zu erzielen. Danach entfernen Sie die Senfmehlauflage gleich und behandeln die meist gerötete Stelle mit einem Pflegeöl nach. Je nach Verträglichkeit können Sie die Anwendungsdauer täglich etwas steigern bis zu maximal 10 Minuten.

Was Senf sonst noch kann

- Senf als Speisewürze macht schwere Speisen leichter verdaulich, weil er die Magen- und Gallensaftbildung anregt.
- In der Volksheilkunde 1 Tasse Gemüse- oder Hühnerbrühe mit 2 Esslöffel Senf als abendliche „Bronchienbefreiung“.
- äußerlich angewendet: durchblutungsförderndes, wärmendes Hautreizmittel (Auflagen, Öl, Salbe) bei Rheumaschmerzen, zur Kreislaufanregung, bei Kopfweh und Erbrechen.
- Senfmehlfußbäder bei hohem Blutdruck und Kopfweh.

Nicht anwenden sollten Sie die Senfmehlauflage bei Sensibilitätsstörungen (zum Beispiel bei Diabetikern), bei Kindern unter 6 Jahren, bei Schwangeren und in der Stillzeit. Auch bei älteren Menschen sowie bei Menschen mit Demenz und Verwirrtheit oder bei sehr hautempfindlichen Menschen sollten Sie davon Abstand nehmen, ebenso bei entzündlicher, vorgeschädigter oder verletzter Haut im Anwendungsgebiet sowie bei Unverträglichkeit auf Senföl.
Bei zu langer beziehungsweise falscher Anwendung oder Überdosierung sind heftige und schmerzhafte Hautreizungen möglich bis hin zur Blasenbildung. Deshalb: Hautreaktionen gut beobachten! Die flüchtigen Senföle können zudem starke Reizungen der Augen, Nase und Bronchien (Asthmaanfälle) auslösen.

Bei Ohrenschmerzen

Ohrenschmerzen sind häufige, oft gefürchtete Begleiterscheinungen bei einem grippalen Infekt, können aber auch ganz einfach durch Zugluft entstehen. Bei Kindern gehört die Mittelohrentzündung sogar zu einer der häufigsten Erkrankungen. Bei ihnen ist der Durchmesser der sogenannten Ohrtrompete (Eustachische Röhre) noch sehr eng, wodurch das Mittelohr bei Erkältungen schlecht belüftet wird. Viren und Bakterien können somit besonders leicht vom Nasen-Rachen-Raum aufsteigen und Entzündungen im Mittelohr hervorrufen.
Eine Entzündung im Ohr tut weh, oft sogar sehr weh, da die Haut um den Ohrknorpel und Knochen mit feinen Nerven durchzogen ist. Häufig kommen zu den Ohrenschmerzen noch Hörbeeinträchtigungen, Ohrensausen, Zeichen eines Atemwegsinfekts und manchmal auch Fieber hinzu. Kleine Kinder reiben sich bei einer Mittelohrentzündung häufig am Ohr und wirken richtig krank. Bei begleitendem Fieber, länger anhaltenden Ohrenschmerzen sowie Krankheitsgefühl sollten Sie auf jeden Fall einen Arzt aufsuchen. Womöglich liegt nämlich eine bakterielle Mittelohrentzündung vor, die eine Therapie mit Antibiotika notwendig machen könnte.

Auch wenn es heftig weh tut: Auflagen lindern.

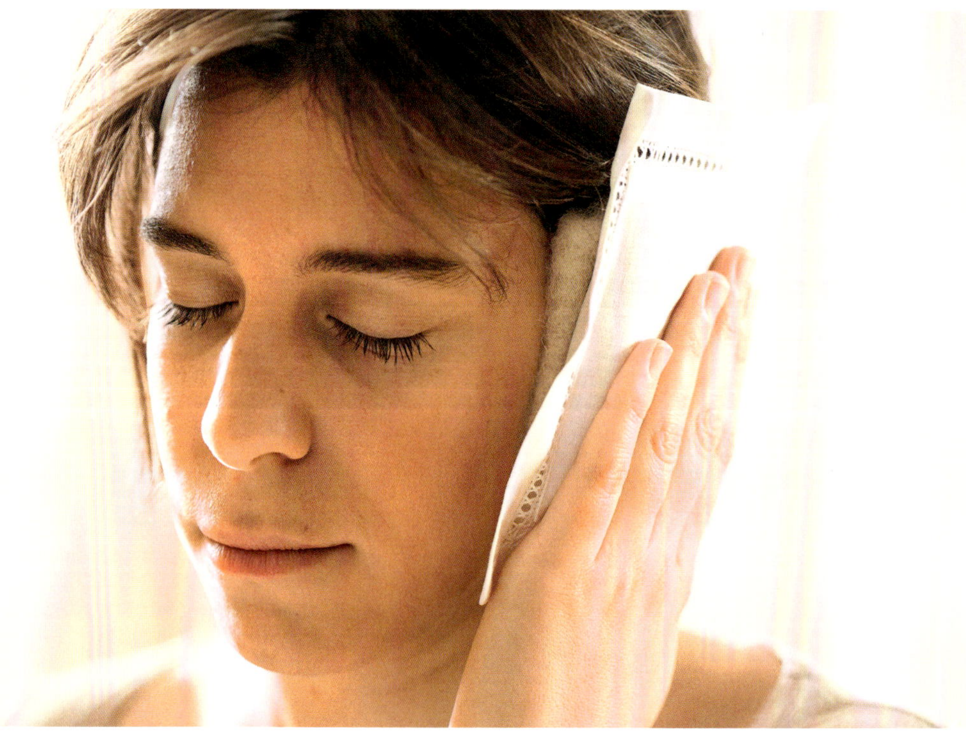

ZWIEBELAUFLAGE

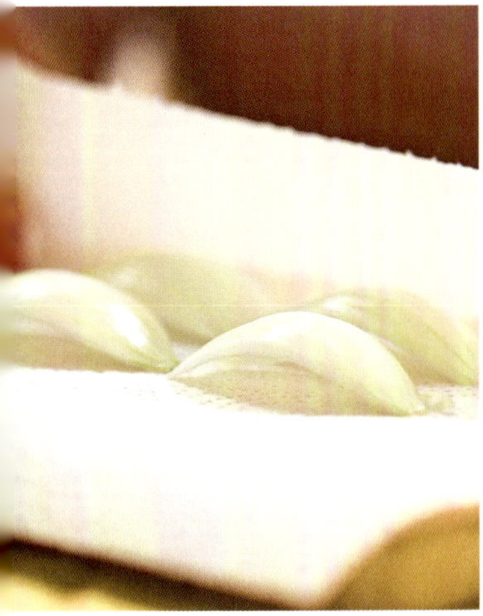

Mit der Wölbung nach oben auf das Tuch legen und ein Päckchen falten.

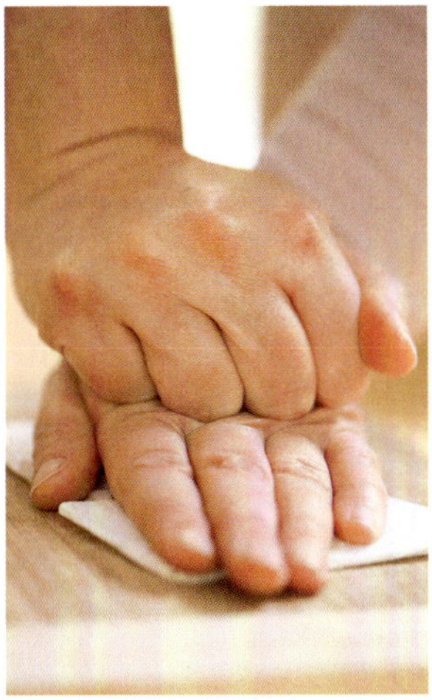

Das Päckchen platt drücken, um den Zwiebelsaft zu lösen.

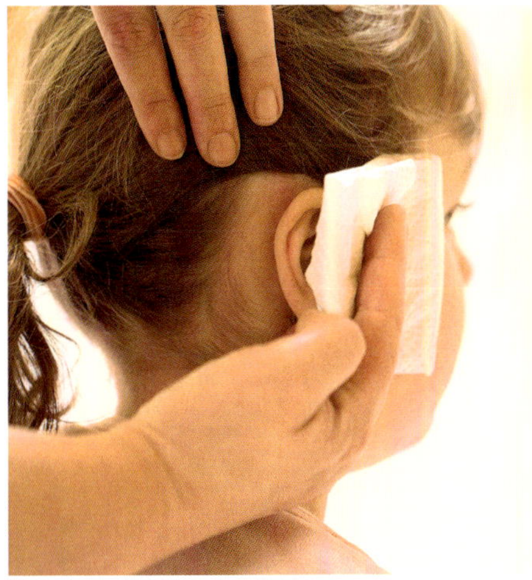

Das Zwiebelpäckchen sollte bis zum Haaransatz hinter dem Ohr reichen.

Die Zwiebel ist ein Meister im Lösen von Sekreten. Außerdem hemmt sie Entzündungen und reduziert Schmerzen. Gerade bei Kindern ist sie das Hausmittel der Wahl bei einer Ohrenentzündung. Doch die Zwiebel kann noch mehr: Als Auflage auf Brust oder Rücken hilft sie bei Husten, als Fußsohlenauflage bei Beginn einer Erkältung, bei Nasennebenhöhlenentzündung, Schnupfen und Kopfschmerzen (Seite 32).
Als heilwirksame Substanzen enthält die Zwiebel vor allem ätherische Öle und schwefelhaltige Stoffe (Allicin), weshalb sie auch leicht reizend auf Haut und Schleimhaut wirken kann. Deshalb müssen Menschen mit empfindlicher Haut vorsichtig sein und dürfen den Wickel nicht zu lange auf der Auflagestelle belassen.

Eine Zwiebelauflage bei Ohrenschmerzen hat sich bestens bewährt zur Schmerzlinderung und Entzündungshemmung.

Das brauchen Sie

- 1 Bio-Zwiebel
- Tuch (Taschentuch oder Küchenpapier)
- Brett und Küchenmesser
- Rohwolle, weiches Tuch oder Waschhandschuh
- Schal, Mütze oder Stirnband zum Fixieren
- zwei Wärmflaschen oder Topf mit Deckel zum Erwärmen

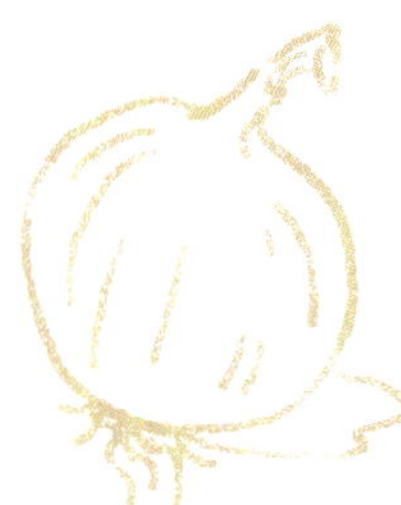

So geht es

- Schälen Sie die Zwiebel und schneiden Sie sie in Viertel.
- Lösen Sie die einzelnen Zwiebelschichten voneinander und legen diese mit der Wölbung nach oben auf das Taschentuch oder das Küchenpapier.
- Falten Sie nun das Ganze zu einem Päckchen, aber so, dass die Unterseite des Päckchens einlagig bedeckt bleibt.
- Anschließend drücken Sie das Päckchen platt, sodass etwas Flüssigkeit aus den Zwiebelscheiben herausgepresst wird. Die heilenden Wirkstoffe sind nämlich im Zwiebelsaft enthalten.
- Zur besseren Verträglichkeit und Wirkung wird das Zwiebelpäckchen leicht erwärmt, sei es zwischen zwei Wärmflaschen (Stecken Sie das Päckchen aber vorher in eine Plastiktüte oder wickeln Sie es in Butterbrotpapier, damit die Wärmflaschen nicht den Zwiebelgeruch annehmen!) oder indem Sie es auf den Deckel eines Kochtopfs mit heißem Wasser legen. **Hinweise**: Auf den Heizkörper gelegt, wird das Zwiebelpäckchen zu wenig warm, dafür aber riecht anschließend das ganze Zimmer nach Zwiebeln. Von einer Erwärmung in der Mikrowelle raten wir ab, weil dabei die wertvollen Wirkstoffe der Zwiebel verloren gehen.
- Packen Sie das erwärmte Zwiebelpäckchen mit der einlagigen Seite vorsichtig auf das betroffene Ohr. Wichtig dabei: Überprüfen Sie vorher die Temperatur des Päckchens (Seite 17).
- Die Zwiebelauflage muss so groß sein, dass sie nach hinten über die Ohrmuschel hinaus bis zum Haaransatz reicht.
- Bedecken Sie das angelegte Zwiebelpäckchen zusätzlich mit einer Rohwollauflage oder mit einem angewärmten Tüchlein (z. B. Waschhandschuh), das hält das Ohr warm.
- Zu guter Letzt fixieren Sie das Ganze mit einer Mütze, einem Stirnband oder auch einem dünnen, um den Kopf gebundenen Schal.
- Belassen Sie das Zwiebelpäckchen mindestens 20 Minuten bis zu mehreren Stunden auf dem Ohr, im Grunde solange es angenehm ist.
- Halten Sie auch nach dem Entfernen der Zwiebelauflage das Ohr noch warm, beispielsweise mit dem Stirnband oder der Mütze, damit die Schmerzlinderung noch länger vorhält.
- Eine solche Zwiebelauflage sollten Sie einmal täglich durchführen, solange die Ohrenschmerzen anhalten.

! Auf Zwiebelauflagen sollte man grundsätzlich verzichten bei Säuglingen, bei Menschen mit sehr empfindlicher Haut oder wenn Wunden oder Hautirritationen am oder hinter dem Ohr bestehen. Ansonsten sind keinerlei Nebenwirkungen oder Gegenanzeigen bekannt – auch wenn manche Menschen Zwiebel und Zwiebelgeruch absolut „nicht riechen können“.

Zwiebel

In den meisten Haushalten steht die Zwiebel (*Allium cepa*) fast täglich auf dem Speiseplan. Wie praktisch, denn auf diese Weise ist sie immer vorrätig. Und so ist auch ihre Heilkraft immer zur Hand. Zu allen Zeiten war die Zwiebel ein willkommenes Haus- und Heilmittel aus der Küchenapotheke, preiswert und jederzeit verfügbar, auch für das „einfache Volk“, das sich keine teuren Arztbesuche und Medikamente leisten konnte. Nicht zuletzt aus diesem Grund ist die Heilkraft von Zwiebelwickeln in der Volksheilkunde so gut bekannt. Der Schweizer Kräuterpfarrer Künzle (1857–1945) schrieb dazu: „Die gehackten Zwiebeln ziehen den Krankheitsstoff energisch heraus…“. Frische Zwiebeln wirken mit ihren ätherischen Schwefelölen gegen Bakterien und Viren und hemmen Entzündungen. Vor allem aber lösen sie Schleim und Sekrete und lassen somit das Gewebe abschwellen. Bei schmerzhafter Mittelohrentzündung sind Zwiebelauflagen deshalb so bewährt, weil dabei der Verbindungsgang zwischen Mittelohr und Rachen, die sogenannte Eustachische Röhre, anschwillt und das Abfließen von Sekreten aus den Ohren in den Rachenraum verhindert. Und das tut weh! Eine Zwiebelauflage über dem Ohr löst diesen Flüssigkeitsstau, die Eustachische Röhre kann abschwellen, die Entzündung wird gelindert und die starken Schmerzen klingen rasch ab.

Zwiebeln hemmen Krankheitserreger und sind schleimlösend.

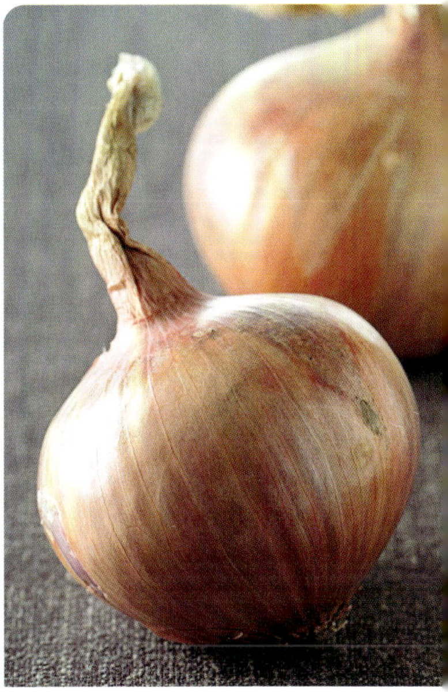

Was die Zwiebel sonst noch kann

- Innerlich angewendet als Tee oder Frischsaft gegen Erkältungen: lässt die Nasen- und Rachenschleimhaut abschwellen, lindert Husten und wirkt krampflösend bei Asthma (frischer Zwiebelpresssaft entspannt die Bronchien).
- Innerlich genossen (am besten „lebenslänglich“) zur „Gefäßpflege“: senkt den Cholesterinspiegel und Blutdruck, beugt damit altersbedingten Gefäßerkrankungen wie Arteriosklerose, Herzinfarkt und Schlaganfall vor.
- Äußerlich angewendet als Zwiebelsaft oder -salbe: unterstützt die Wundheilung, fördert eine gute Narbenheilung, lindert Insektenstiche.

ZWIEBELSOCKEN

Auch warme „Zwiebelsocken“ lindern Erkältungen, denn ihre ätherischen Öle werden über die Haut aufgenommen und kommen, so seltsam das klingt, auch über die Fußsohle zur Wirkung (Seite 32).

KAMILLENSÄCKCHEN

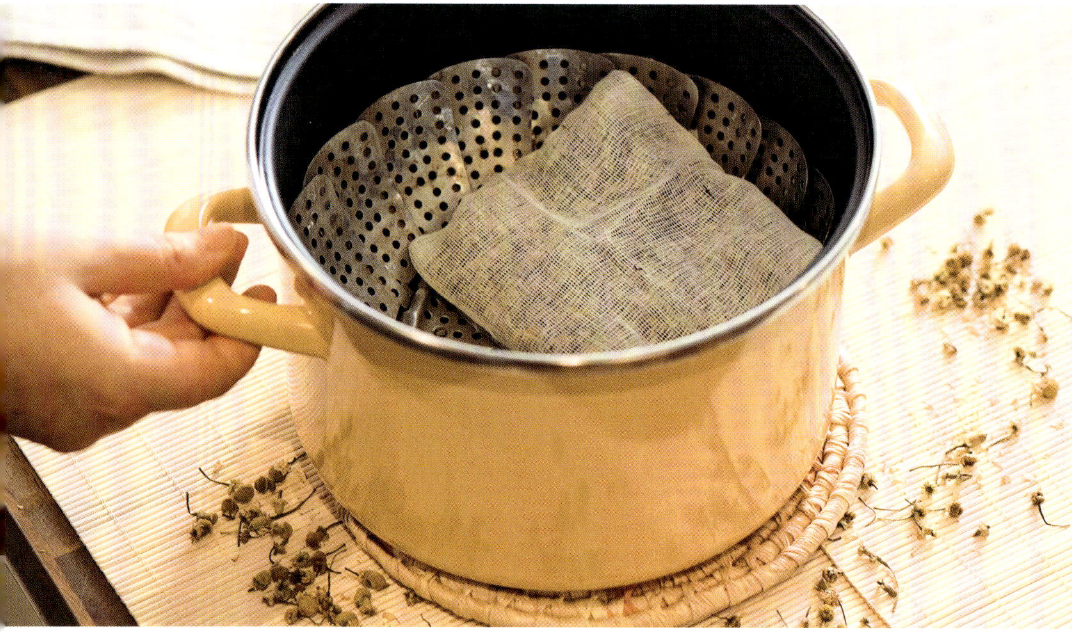

Das Kamillensäckchen über Wasserdampf erwärmen.

Ein Säckchen oder Kissen, gefüllt mit Kamillenblüten, lindert Schmerzen und beruhigt.

Kamillensäckchen sind regelrechte Allrounder. Sie helfen nicht nur bei Ohrenschmerzen, sie leisten auch gute Dienste bei Zahnschmerzen, Nasennebenhöhlenentzündung und Schlafstörungen. Doch bleiben wir zunächst bei den Ohrenschmerzen. Ein leicht erwärmtes Kamillensäckchen wirkt durch die wertvollen ätherischen Öle der Kamille lindernd und beruhigend auf das schmerzende Ohr. Durch die Erwärmung über dem Wasserdampf werden aus den Kamillenblüten reichlich ätherische Öle freigesetzt, und diese rücken der Entzündung im Ohr zu Leibe. Vor allem für diejenigen, die eine Abneigung gegen Zwiebelgeruch haben, ist das Kamillensäckchen eine gute Alternative. Obendrein wird das Ohr erwärmt, was viele Ohrschmerzgeplagte als ausgesprochen wohltuend empfinden.

Das brauchen Sie

- eine Handvoll Kamillenblüten
- kleines Kissen, Tuch oder eine kleine Socke
- Kochtopf mit Siebeinsatz
- Schal oder Stirnband

So geht es

- Füllen Sie die Kamillenblüten in ein Stoffsäckchen, ein Tuch oder eine Socke und erwärmen Sie das Ganze in einem Kochtopf über Wasserdampf. Lassen Sie die Blüten dabei aber nicht zu feucht werden.
- Überprüfen Sie die Temperatur des Säckchens an der Unterseite Ihres Unterarms. Wenn es noch zu heiß ist, lassen Sie es noch weiter abkühlen, bis es eine angenehme Wärme erreicht hat und Sie es auf das schmerzende Ohr legen können.
- Mit einem Stirnband oder einem dünnen, um den Kopf gebundenen Schal befestigen Sie das Säckchen dann an seinem Platz.
- Es kann so lange auf dem Ohr liegenbleiben, wie es als angenehm empfunden wird.
- Legen Sie es, immer frisch hergestellt, einmal täglich auf das entzündete Ohr, bis die Ohrenschmerzen abgeklungen sind. Danach entsorgen Sie es.

Kamille

Wer kennt sie nicht, die Kamille, zumindest in Form von Kamillentee? Auch wenn beileibe nicht alle seinen Geschmack lieben. Dabei gilt den Heilkundigen die Echte Kamille (*Matricaria recutita*), diese zierliche Pflanze aus der Familie der Korbblütler, seit Urzeiten als ein Universalmittel, und bis heute ist sie unübertroffen zur Behandlung von Wunden, Erkältungen oder Magenbeschwerden, zum Beruhigen wie auch in der Kinder- und Frauenheilkunde.

Mit der einzigartigen Kombination ihrer Inhaltsstoffe, einer Mischung aus ätherischen Ölen, Cumarinen, Schleimstoffen und Flavonoiden, wirkt sie vor allem entzündungshemmend, reizmildernd und anregend für den Hautstoffwechsel und sie fördert die Wundheilung, egal, ob sie innerlich oder äußerlich angewendet wird. Dazu kommen die keimwidrigen Eigenschaften ihrer ätherischen Öle gegen Viren, Bakterien und Pilze. Das nutzt man bei Haut- und Schleimhauterkrankungen ebenso wie bei Erkältungen. Vor allem ihre ätherischen Öle, die ja über die Haut resorbiert werden und dadurch innerlich zur Wirkung kommen, haben sogar noch mehr zu bieten: Sie wirken beruhigend, krampf- und schmerzlindernd. Genau mit diesem „Linderungsprogramm“ hat sich die Kamille als Wickel besonders bewährt, sei es als Ohrenauflage, als Bauchkompresse (gegen Bauchweh jeder Art oder bei Menstruationsbeschwerden) oder als „Brustkompresse“ bei Bronchitis.

Kamille hat die Kraft, viele Beschwerden im Körper zu lindern.

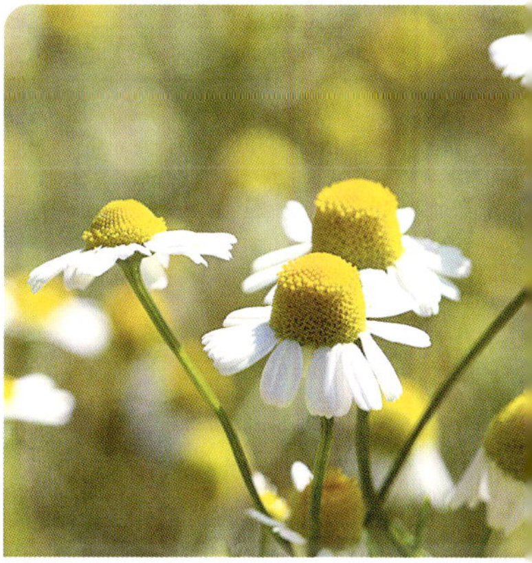

Was die Kamille sonst noch kann

- **Kamillentee äußerlich:** (1–2 Teelöffel Kamillenblüten auf 1 Tasse heißes Wasser, 3–7 Minuten bedeckt ziehen lassen) als Inhalation gegen Entzündungen oder Reizzustände der Luftwege und gegen Nebenhöhlenentzündung; für Dampfbäder gegen Akne; für Kompressen bei schlecht heilenden Wunden, Abszessen, Furunkeln, Wundliegen oder Verbrennungen; für Spülungen bei Nagelbettvereiterung; als Mundspülung oder Gurgellösung bei Mund-, Rachen- oder Zahnfleischentzündung, nach Zahn- oder Kieferhöhlenoperationen, bei Prothesendruckstellen und bei Paradontose; als Teil- oder Sitzbäder bei Erkrankungen im Genitalbereich, Hämorrhoiden und Windeldermatitis.
- **Kamillentee innerlich:** bei Magen-Darm-Beschwerden mit Krämpfen, Reizmagen, Reizdarm, Blähungen, Brechreiz und Übelkeit, bei Magengeschwüren oder Gastritis (Rollkur mit Kamille), bei krampfartigen Menstruationsbeschwerden; zur Beruhigung, besonders bei Kindern, bei nervösen Magen-, Herz- und „Nervenerkrankungen".
- **Kamillenkissen:** gegen Zahn-, Ohren-, Kopf- und Bauchweh sowie bei Menstruationsschmerzen.

! Auf der zarten Haut von Säuglingen sollten Sie Kamillenauflagen besser nicht verwenden, ebenso wenig, wenn Hautschädigungen am Ohr vorliegen. Sehr selten treten allergische Reaktionen auf Kamillenblüten auf. Bei einer bekannten Allergie auf andere Pflanzen der Korbblütlerfamilie sollten Sie aber vorsichtshalber auf die Anwendung von Kamillenblüten verzichten.

i NUR DIE ECHTE!

Verwenden Sie bitte nur die Blütenköpfe der Echten Kamille. Sie duften, und der Blütenboden ist innen hohl. Im Gegensatz zur Acker-Hundskamille, deren Blütenkopf innen markig gefüllt ist und nicht duftet, verursacht die Echte Kamille nur äußerst selten Allergien.

ROHWOLLAUFLAGE

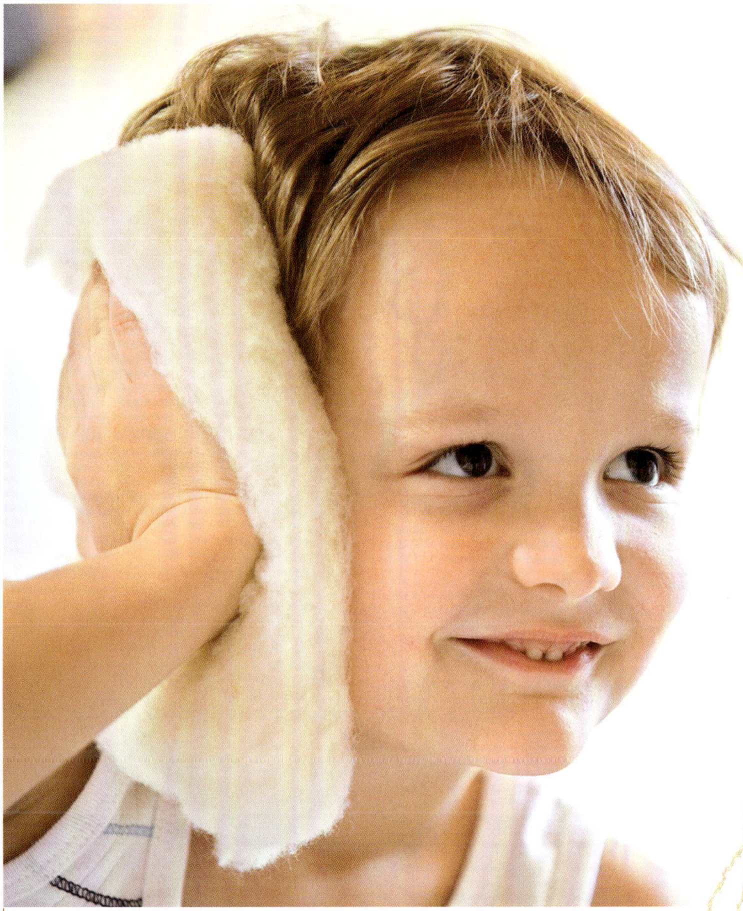

Eine Rohwollauflage tut schmerzenden Kinderohren gut.

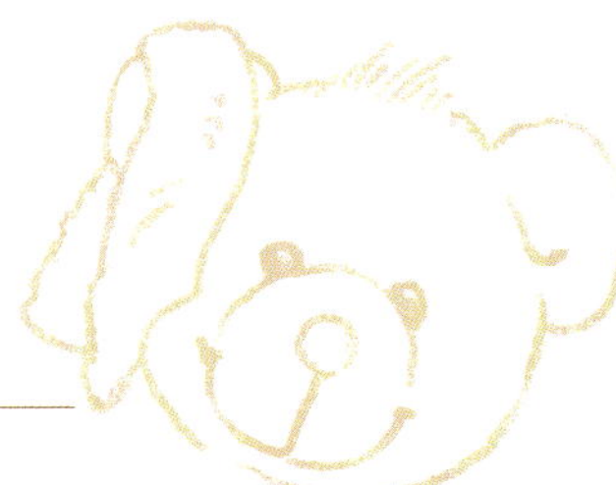

Wolle ist kuschelig und warm. Damit macht sie sich nicht nur als Pullover gut, sondern auch als Auflage bei Ohrenschmerzen oder Verspannungen und auch zum Nachwärmen von anderen Wickelanwendungen, etwa einem Husten- oder Gelenkwickel. Durch ihre lang anhaltende Wärmeeigenschaft ist die Rohwolle ideal für all die Anwendungen, bei denen Wärme guttut. Sie ist mild, und es besteht keine Gefahr der Hautschädigung. Deshalb ist sie bestens für Menschen geeignet, bei denen man mit Wärme und Kälte sehr vorsichtig umgehen muss. Das sind vor allem Säuglinge und kleine Kinder. Aber auch wärmebedürftige ältere Menschen lieben Rohwollauflagen – nicht nur über dem Ohr.

Rohwolle ist weich und hält lange warm. Sie eignet sich damit hervorragend für Säuglinge, Kinder und alte Menschen.

Das brauchen Sie

- Rohwolle
- zwei Wärmflaschen, mit heißem Wasser gefüllt (oder Heizkörper, Kachelofen oder Ähnliches)
- Schal oder Stirnband

So geht es

- Zupfen oder schneiden Sie ein Stück Rohwolle-Vlies entsprechend der Größe des Ohrs (beziehungsweise ein wenig größer) zurecht.
- Erwärmen Sie die Wolle, indem Sie sie zwischen zwei heiße Wärmflaschen oder einfach auf den Heizkörper oder Kachelofen legen. (In der Mikrowelle würde die Wolle viel zu heiß, ja, sie könnte sogar zu brennen anfangen.)
- Platzieren Sie dann die warme Wolle auf dem schmerzenden Ohr.
- Mit einem Schal oder Stirnband lässt es sich leicht befestigen.
- Die Auflage bleibt so lange liegen, wie sie als angenehm empfunden wird.

Rohwolle

Kuschelweich und wohlig warm: Rohwolle.

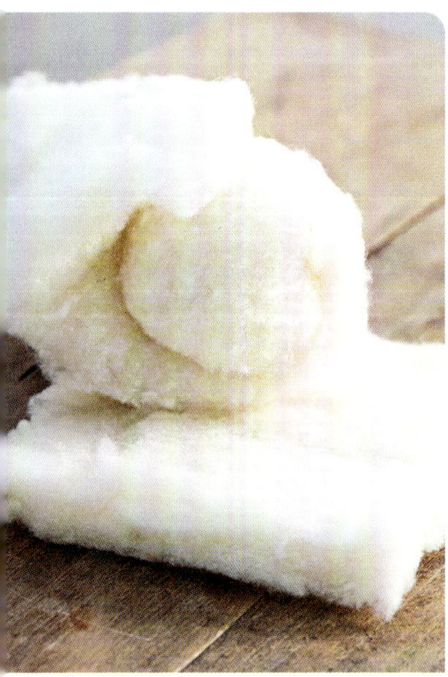

Wolle kommt vom Schaf, das weiß jeder. Doch bevor sie als Pullover auf unsere Haut gelangt, wird sie vorbehandelt: gewaschen, gekämmt (kardiert), auf Wunsch gefärbt, zu Fäden gesponnen und verstrickt.
Fett- oder Heilwolle ist die am wenigsten verarbeitete Wolle. Sie wird ungewaschen mitsamt ihrem deutlich nach Schaf duftenden Geruch verwendet und hat noch ihren vollen Lanolingehalt. Lanolin, von lateinisch *lana*, Wolle, und *oleum*, Öl, ist das wachsartige Wollfett aus den Talgdrüsen der Schafhaut. Lanolin imprägniert die Wolle und schützt dadurch die Tiere vor Wind und Wetter und wärmt sie. Heilwolle wird ihrem Namen durchaus gerecht: Man setzt sie zu Heilzwecken therapeutisch ein bei Ekzemen, wunden Brustwarzen stillender Mütter, Ohrenschmerzen und Gelenkbeschwerden.
Aber nicht jeder steht auf Schafgeruch. Deshalb bevorzugt man für Wickel und Auflagen eher **Rohwolle**. Das ist eine naturbelassene Schafwolle (in Bio-Qualität), die einmal schonend gewaschen wurde, wobei sie immer noch einen hohen Lanolinanteil behält. Anschließend wird sie kardiert, das heißt, alle Wollfasern werden in die gleiche Richtung gekämmt.
Das ergibt ein luftig-weiches Wollvlies von 1–2 cm Dicke: die Rohwolle. Diese fühlt sich nicht nur wunderbar flauschig und wohlig warm an, sie ist auch luftdurchlässig, isoliert gut und

besitzt eine ausgezeichnete Wärmewirkung. Als Wickelzutat ist sie weich, leicht und anschmiegsam, kann vielseitig eingesetzt werden, führt zu einer sanften, aber tiefgehenden Durchwärmung und lindert allein schon dadurch Schmerzen und Verspannungen. Die Anwendung ist kinderleicht, und es besteht keine Verbrühungsgefahr.

Was Rohwolle sonst noch kann

- Rohwolle ist antistatisch, schmutzabweisend und nimmt keine Fremdgerüche auf.
- In eine kleine Kissenhülle gesteckt, kann sie als Schmuse kissen das Einschlafen erleichtern.
- Bei chronischen Gelenkserkrankungen sorgt sie für wohltuende Wärme.
- Pur angewendet macht sie sich überall gut, wo Wärme benötigt wird.

Jedem die Seine

Rohwolle können Sie unzählige Male verwenden. Sie bleibt elastisch, reinigt sich selbst, kann Feuchtigkeit aufnehmen (bis zu 30 Prozent ihres eigenen Gewichts) und auch wieder abgeben, wenn Sie sie einfach in trockener Wohnungsluft kurz auslüften lassen. So kann jedes Familienmitglied sein eigenes Stück Wolle behalten – und dieses auch überallhin mitnehmen.

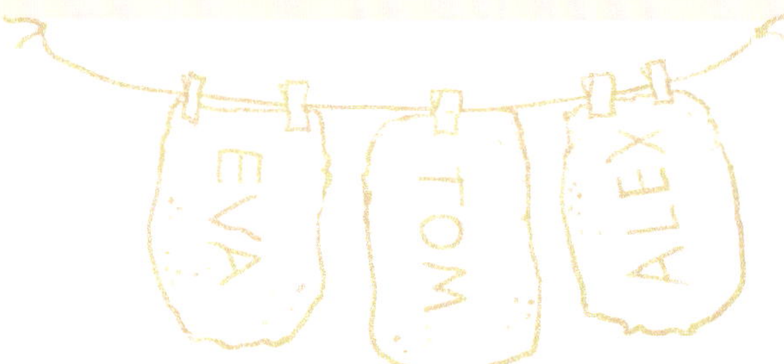

! Ganz selten kommt es zu einer allergischen Hautreaktion auf Lanolin. Legen Sie die Rohwolle in so einem Fall nicht direkt auf die Haut auf, sondern hüllen Sie sie zuvor einfach in Flanell oder in ein Baumwoll- oder Seidentuch ein.

Bei Problemen mit den Nasennebenhöhlen

Die Nasennebenhöhlen sind luftgefüllte Hohlräume im Schädelknochen, die mit Schleimhaut ausgekleidet sind. Entzündet sich diese Schleimhaut, spricht man von einer Nasennebenhöhlenentzündung oder Sinusitis. Dabei kann es sich um eine Kieferhöhlen- oder eine Stirnhöhlenentzündung handeln, je nachdem, welcher Teil der Nasennebenhöhlen betroffen ist. Eine akute Sinusitis kommt durchaus nicht selten vor und ist oftmals eine Begleiterscheinung einer Erkältung. Neben Erkältungsviren können aber auch Bakterien die Verursacher einer Sinusitis sein. Meistens beginnt die Entzündung in der Nase, nämlich mit einem gewöhnlichen Schnupfen. Da Nase und Nebenhöhlen über enge Gänge in Verbindung stehen, breitet sich der Infekt leicht auf die benachbarten Hohlräume aus. Typische Krankheitszeichen einer solchen akuten Entzündung sind Kopfschmerzen, zum Beispiel im Stirnbereich, über der Nase, unter und zwischen den Augen. Die Nase fühlt sich „verstopft“ an, und der Geruchssinn ist beeinträchtigt. Es entsteht ein Druckgefühl, man hat das Gefühl, es sei „alles zu“.

Eine akute Nebenhöhlenentzündung kann nach ein, zwei Wochen wieder vorbei sein, aber sie kann auch chronisch werden. Dem sollte möglichst vorgebeugt werden. Wichtig ist es, viel zu trinken, damit sich das Sekret lösen kann und die Hohlräume frei werden. Dabei sind Wickelanwendungen mit Leinsamen und Meerrettich überaus hilfreich.

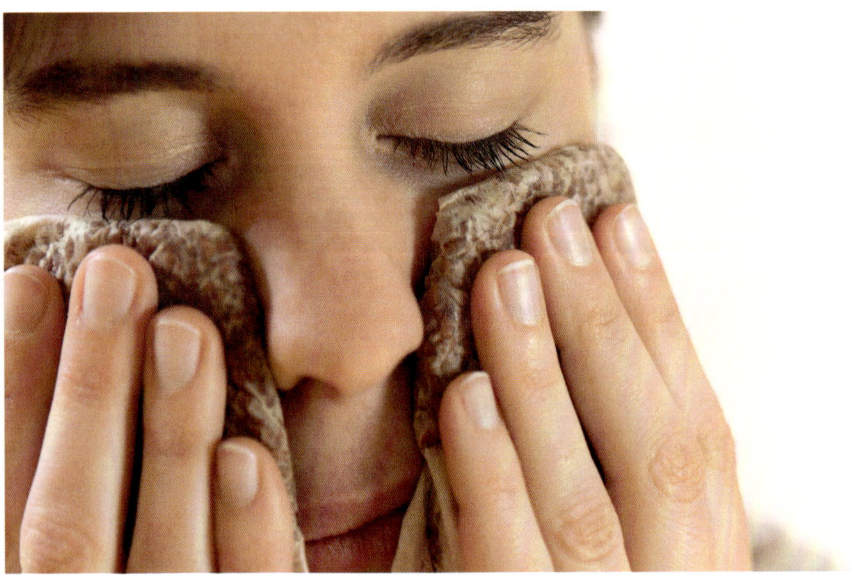

Bei entzündeten Nebenhöhlen lindern Leinsamenauflagen.

LEINSAMENAUFLAGE

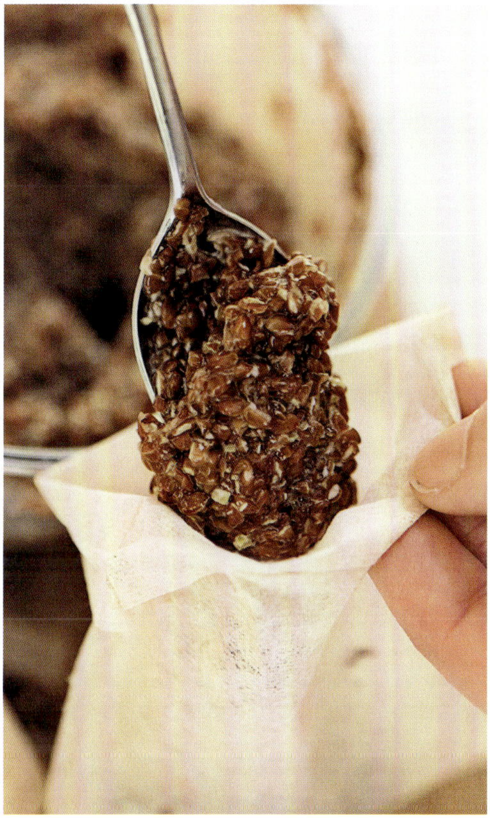
Die Leinsamen mit heißem Wasser verrühren.

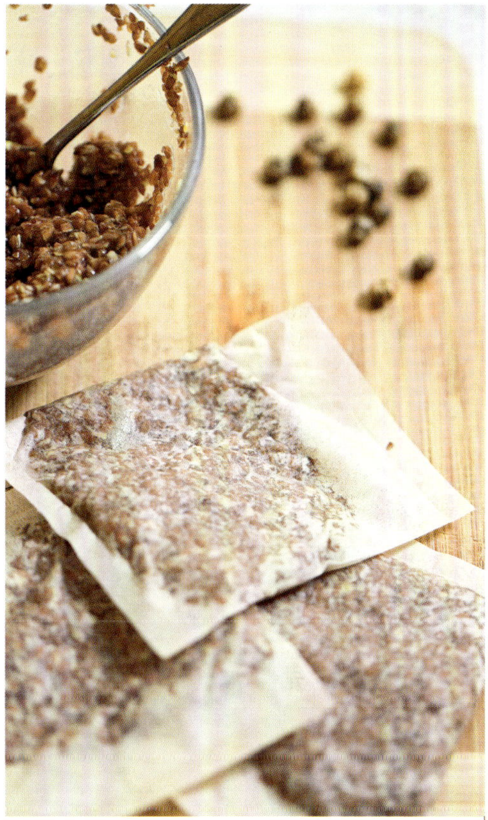
Leinsamen in Teefilterbeutel abfüllen.

Ob Nasennebenhöhlenentzündung und Schnupfen oder Husten und Bronchitis oder zur Reizlinderung bei trockenen Augen – überall da, wo eine milde feuchte Wärmeanwendung guttut, empfiehlt sich der Griff zu den Leinsamen.
Die kleinen Samenkörnchen enthalten viele Schleimstoffe, die über die Auflage auch an die Haut abgegeben werden und die milde Wärme des feuchten Breis viel verträglicher machen.
Die Nasennebenhöhlen werden besser durchblutet, das Sekret kann abfließen, die Haut wird geschont. Deshalb ist die Leinsamenauflage eine heilkräftige Anwendung bei Entzündungen im Nasennebenhöhlenbereich, die auch direkt auf den betroffenen Gesichtsbereich aufgelegt werden kann – ganz im Gegensatz zur Meerrettichauflage (Seite 56). Auch für Kinder ist die Leinsamenauflage sehr gut geeignet.

Ein Breiumschlag aus Leinsamen oder Leinsamenschrot lindert mild und angenehm Entzündungen der Nasennebenhöhlen.

Das brauchen Sie

- 1 ½ Tassen Leinsamen, ganz oder frisch geschrotet
- sechs bis acht Taschentücher oder Einmal-Teefilterbeutel
- Schüssel
- 2 Tassen heißes Wasser
- Löffel
- zwei Wärmflaschen, mit heißem Wasser gefüllt

So geht es

- Geben Sie den Leinsamen, ob ganz oder geschrotet, in eine Schüssel und übergießen Sie ihn mit kochendem Wasser.
- Verrühren Sie das Ganze rasch zu einem Brei, der weder zu feucht noch zu trocken sein sollte.
- Legen Sie nun sechs bis acht Tücher aus, verteilen Sie darauf jeweils etwa 1 Esslöffel Leinsamenbrei und falten Sie die Tücher zu kleinen Päckchen, etwa 5 x 5 cm groß. Alternativ können Sie den Brei auch in Teefilterbeutel füllen (Foto Seite 53).
- Erwärmen Sie die Päckchen, indem Sie sie zwischen zwei mit heißem Wasser gefüllte Wärmflaschen packen, und legen Sie sie dann auf die schmerzenden Bereiche im Gesicht: bei einer Kieferhöhlenentzündung zwei Leinsamenpäckchen parallel rechts und links neben die Nase, bei einer Stirnhöhlenentzündung zwei Päckchen auf die Stirn.
- Wichtig: Achten Sie darauf, dass die Leinsamenpäckchen nicht zu heiß sind! Prüfen Sie vor dem Auflegen unbedingt die Temperatur, am besten am Puls.
- Sie brauchen die Auflagen nicht fixieren, halten Sie sie einfach mit der Hand fest (Foto Seite 52). So können Sie auch am schnellsten reagieren, falls sich die Auflagen doch zu Beginn noch zu heiß anfühlen.
- Sobald die Wärme der Leinsamenauflage nachlässt, legen Sie zwei neue Päckchen auf und verwerfen die benutzten. Das Ganze wird zwei- bis viermal wiederholt.
- Diese Anwendung sollte einmal täglich durchgeführt werden, und zwar so lange, wie die Beschwerden anhalten.

! Erfreulicherweise gibt es weder Nebenwirkungen noch Gegenanzeigen bei der äußerlichen Anwendung als Wärmeträger – es sei denn, die Temperatur ist zu heiß! Vorsichtshalber sollten Sie aber wegen der Gefahr, die Wärmetoleranz zu überschreiten, bei Säuglingen von Leinsamenauflagen absehen. Hat der Patient eher das Bedürfnis nach einer kühlen Linderung, bevorzugen Sie lieber eine kühle Quarkauflage (Seite 29).

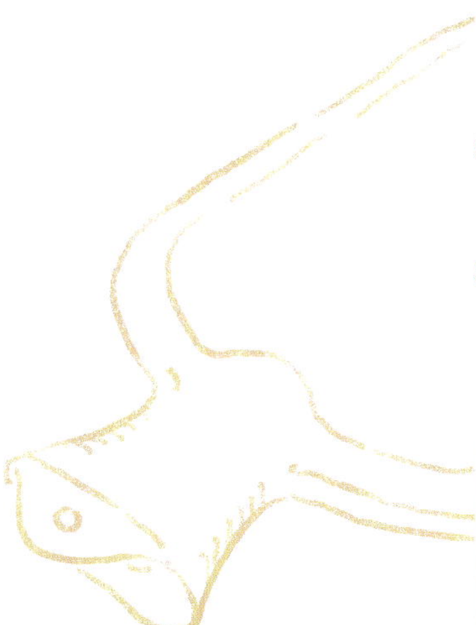

Ganze Samen bevorzugen

Beim Einkauf von Leinsamen, die Sie im Reformhaus oder in der Apotheke erhalten, sollten Sie ganzen Samen den Vorzug geben. Geschrotete Samen lassen sich für die Auflagen zwar ebenso verwenden, werden aber rasch (innerhalb von 1–6 Wochen!) ranzig.

Leinsamen

Lein, auch Flachs genannt, botanisch *Linum usitatissimum*, zählt zu den ältesten Kulturpflanzen der Welt. Die zähen Faserstängel der Pflanze wurden im alten Ägypten schon zur Herstellung von Leinen verwendet, lange bevor die Samen als Heil- und Genussmittel bekannt waren. Die kleinen, goldbraunen Leinsamenkörnchen enthalten neben kostbarem fettem Öl, Ballaststoffen und Eiweiß auch reichlich Schleimstoffe, die Wasser an sich binden können und dabei aufquellen. Dank dieses physikalischen Vorgangs wirkt Leinsamen, wenn man ihn zusammen mit genügend Wasser zu sich nimmt, gegen Verstopfung. Lässt man ihn dagegen vor dem Verzehr in einem Glas kalten Wassers quellen und trinkt dieses, wirkt er als reizlindernder Schleimhautschutz im gesamten Verdauungstrakt. Doch damit nicht genug. Kurz gekocht und äußerlich als „Päckchen" auf die Haut aufgebracht, gilt Leinsamen als hervorragender und doch (im Vergleich zur Senf- oder Meerrettichauflage) milder Wärmespeicher. Mit seiner nachhaltigen Tiefenwärme vermehrt er die Durchblutung der entzündeten Region. Bei einer Nasennebenhöhlenentzündung fördert das den Abfluss des gestauten Nasensekrets und mindert damit den typischen Druckschmerz.

So viel Kraft steckt in diesen kleinen Samen!

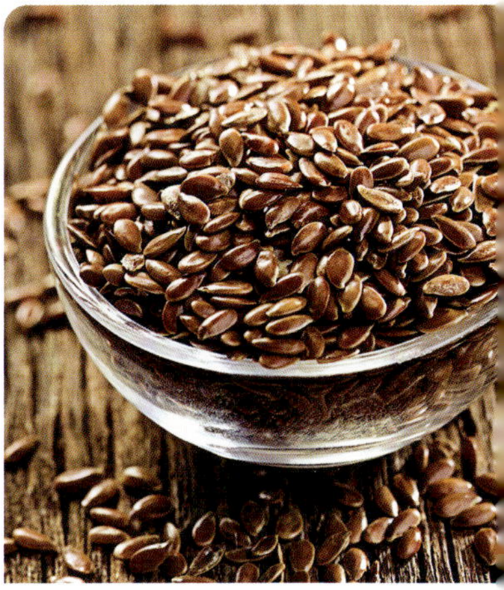

Was Leinsamen sonst noch können

- Leinsamenauflagen, sehr warm bis heiß: bei verschleimtem Husten auf die Brust legen (erweitert und entkrampft die Atemwege); bei Halsschmerzen, trockenem Hustenreiz, Entzündung oder Schwellung der Ohrspeicheldrüse, Lymphknotenschwellung, Milchstau; zum Erweichen bzw. Reifen von Abszessen und Furunkeln; unterstützt die Milchbildung.
- Leinsamenauflagen, warm: zur Reizlinderung bei trockenen Augen (5–10 Minuten auf die Augen legen).
- Leinsamenauflagen, kalt: lindern trockene, entzündliche, juckende Hautstellen (5–10 Minuten auflegen).
- Leinsamen innerlich: bei Verstopfung (pro Esslöffel Samen 200 ml Wasser); bei Sodbrennen, Magen-Darm- Geschwüren oder –Entzündungen als Schleimhautschutz (2 Esslöffel in 200 ml Wasser 1 Stunde quellen lassen, abgießen); bei trockenem, kratzendem Hals und Reizhusten als Gurgelmittel.
- Leinöl innerlich: enthält besonders viel Omega-3-Fettsäuren, damit gut fürs Herz-Kreislauf-System, für Nerven- und Gehirnzellen; lindert Entzündungen.
- Leinöl äußerlich: pflegt und lindert Ekzeme, Schuppenflechte, Milchschorf und Verbrennungen.

MEERRETTICHAUFLAGE IM NACKEN

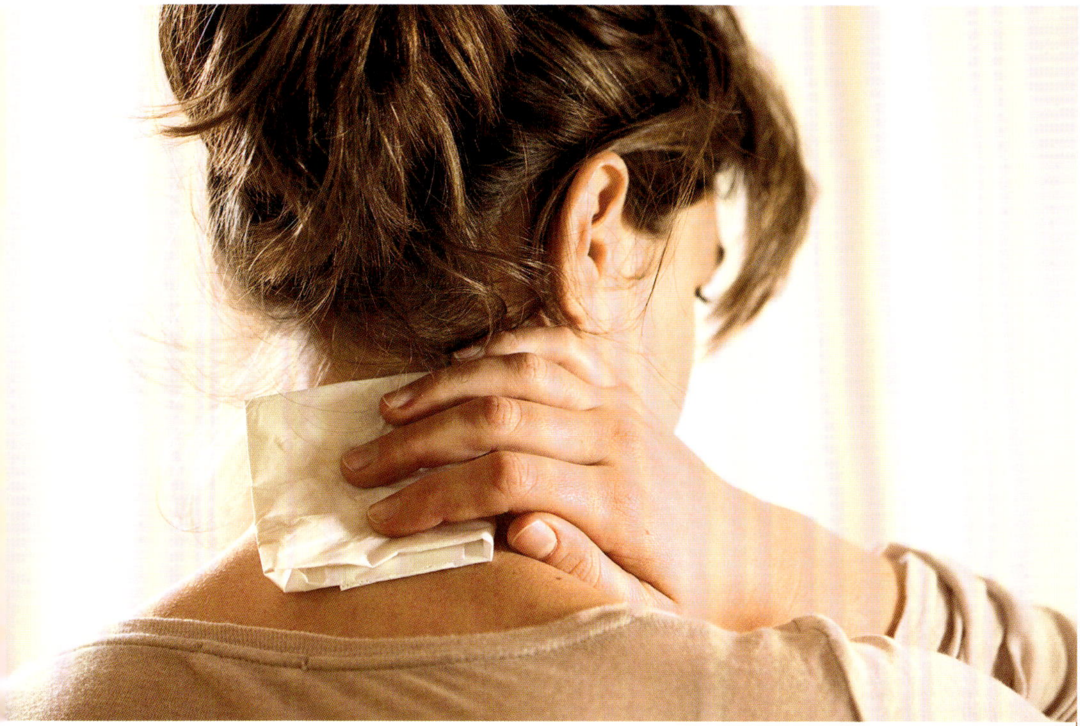

Das Päckchen einfach mit der Hand festhalten.

Eine Meerrettichauflage wirkt sehr intensiv und ist ideal bei einer chronischen Nasennebenhöhlenentzündung.

Meerrettich in den Nacken statt auf den Teller? Ja, bei Nasennebenhöhlenentzündung (Stirn- und Kieferhöhlen), hartnäckig festsitzendem Schnupfen, Kopfschmerzen und Migräne.
Die stark erwärmende und tiefgreifende Wirkung des Meerrettichs wirkt als Nackenauflage reflektorisch auf den Nasen-Rachen-Raum. Der Bereich wird gut durchblutet, der Druckschmerz lässt nach und das Sekret beginnt sich zu lösen. Wegen der stark hautreizenden Eigenschaft ist die Anwendung allerdings nicht geeignet für Kinder unter 8 Jahren und betagte Menschen.

Das brauchen Sie

- frische Meerrettichwurzel, etwa 5 cm lang
- Papiertaschentuch
- Reibe oder Raffel zum Raspeln des Meerrettichs
- Pflegeöl zur Nachbehandlung der Haut

So geht es

- Zuerst muss die frische Meerrettichwurzel klein gerieben werden (Vorsicht bei empfindlichen Augen!). 1–2 Teelöffel voll Raspeln genügen. Den Rest der Meerrettichwurzel bewahren Sie für die nächste Anwendung im Kühlschrank auf.
- Geben Sie den geraspelten Meerrettich in das Taschentuch und falten Sie das Ganze zu einem rund 4 x 4 cm großen Päckchen.
- Setzen Sie sich dann bequem hin und legen Sie sich das Päckchen in den Nacken (zwischen den 6. und 7. Halswirbel), wo sie es einfach mit der Hand festhalten. Den Auflagedruck kann jeder selbst am besten regulieren.
- Nach 2–3 Minuten fängt der Meerrettich durch die starken Senföle an, auf der Haut zu brennen. Halten Sie dieses erste Brennen möglichst eine kleine Weile aus, damit sich die Wirkung entfalten kann. Lassen Sie die Auflage jedoch wegen der starken Hautreizung keinesfalls zu lange aufgelegt, 3 bis maximal 8 Minuten sind genug.
- Nach dem Entfernen der Auflage lässt das Brennen sofort nach, die Wärmewirkung aber hält in der Regel noch Stunden danach an.
- Üblicherweise zeigt sich an der Auflagestelle gleich nach der Anwendung eine intensive Rötung der Haut. Pflegen Sie diesen Hautbezirk mit Johanniskrautöl oder Ähnlichem.
- Führen Sie Meerrettichauflagen höchstens einmal pro Tag durch.

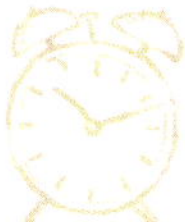

3 bis 8 Minuten

Meerrettich

Meerrettich (*Armoracia rusticana*) ist eine krautige, wuchskräftige Pflanze aus der Familie der Kreuzblütler. Ihre verdickte Wurzel, die zu der bekannten Speisewürze zerrieben wird, ist reich an Vitamin C und Kalium. Vor allem aber enthält sie eine Menge schwefelhaltiger ätherischer Senföle. Diese Senföle, beinahe kriegerisch auch „Scharfstoffe" genannt, sind es, derentwegen man den Meerrettich in der Medizin benutzt, denn sie vermögen Bakterien und Pilzen gekonnt den Garaus zu machen. Wobei Senfölglykoside erst dann biologisch aktiv werden, wenn die Pflanzenzellen zerstört werden, also beim Reiben der Wurzel. Dann spüren Sie schnell das intensiv scharfe, stechende Brennen in Nase und Augen, „Scharfstoffe" eben. Deshalb Vorsicht beim Reiben der frischen Wurzel! Schützen Sie Ihre Augen, denn Meerrettich wirkt stark haut- und schleimhautreizend!

Äußerlich auf die Haut aufgebracht dringen die durchblutungsfördernden Meerrettich-Senföle rasch in die Haut ein und lösen

Meerrettich: seine „Scharfstoffe" wärmen intensiv.

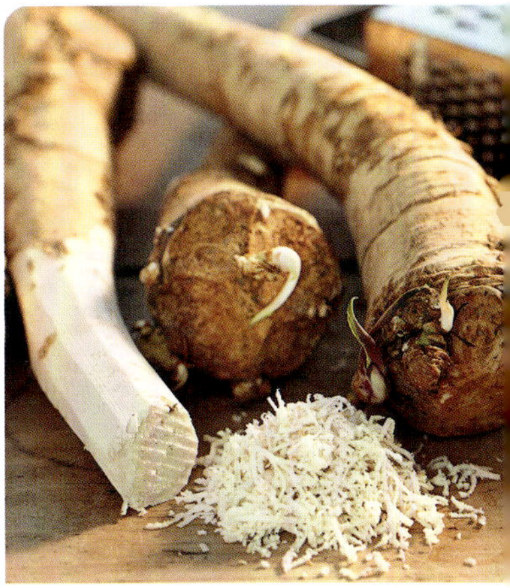

Bei innerlicher Anwendung können empfindliche Menschen mit Magenbeschwerden, Schleimhautreizung oder Senfölallergie reagieren. Setzen Sie eine Meerrettich-Auflage generell nicht ein bei Magen- und Darmgeschwüren oder Nierenentzündung.

dort sofort ein Wärmegefühl und eine Rötung aus, die später in ein heftiges Brennen und Stechen übergehen. Bei einer Anwendung auf Reflexzonen werden die entsprechenden inneren Organe besser durchblutet und damit in ihrer Funktion gestärkt oder stimuliert. So wirkt eine Meerrettich-Nackenauflage durch die vermehrte Durchblutung im Nacken reflektorisch auf die Nasennebenhöhlen-Schleimhäute, lässt das gestaute Sekret besser abfließen und lindert dadurch den unangenehmen Kopfdruck und das Gefühl, „alles sei zu“. Eine solche Auflage kann übrigens auch Kopfschmerz und Migräne lindern, oder, auf die betroffene Stelle gelegt, als durchblutungsfördernde Maßnahme bei Muskelschmerzen und rheumatischen Beschwerden helfen.

Was Meerrettich sonst noch kann

- Innerlich angewendet werden die antibakteriellen Meerrettich-Senföle über Nieren und Lungen ausgeschieden und entfalten dort ihre antibiotische Wirkung. Sie gelten als das pflanzliche Breitband-Antibiotikum bei Infektionen der Harn- und Atemwege und sind in Kombination mit Kapuzinerkresse als Präparat erhältlich.
- „Rachenputzer“: 2 Esslöffel frisch geraspelte Meerrettichwurzel mit 3 Esslöffel Honig vermischen und über Nacht Saft ziehen lassen. Das Saft-Honig-Gemisch durch ein Sieb abfiltern; dreimal täglich davon ½–1 Teelöffel einnehmen. (Den Meerrettich-Rest können Sie durchaus noch für Speisen verwenden, etwa für eine Soße.)

Nie im Gesicht!

Die Meerrettichauflage ist eine starke und intensive Anwendung, sie muss sehr sorgfältig und achtsam durchgeführt werden. Wegen seiner haut- und schleimhautreizenden Eigenschaft dürfen Sie eine Meerrettichauflage nie direkt im Gesichtsbereich anlegen. Dies hätte zur Folge, dass die Augen zu brennen beginnen und Haut und Schleimhäute stark angegriffen oder gar geschädigt werden würden. Deshalb sollte eine Meerrettichauflage immer nur im Nackenbereich angelegt werden. Ihre Wirkung auf die Nasennebenhöhlen erfolgt reflektorisch.

Bei Fieber

Fieber ist immer ein Zeichen für die Abwehrarbeit des Körpers. Der Organismus setzt sich aktiv mit den Krankheitserregern auseinander. Die erhöhte Körpertemperatur verhindert dabei wirksam, dass sich Viren und Bakterien im Körper allzu rasch vermehren. Insofern kann man Fieber auch als Selbstregulation und Selbstheilungsprozess des Körpers verstehen. Deshalb ist es ratsam, nicht allzu schnell die Körpertemperatur zu senken.
Ab wann Fieber gesenkt werden muss, hängt vor allem vom Zustand des Fiebernden ab. Jeder Mensch verkraftet eine Veränderung der Körpertemperatur anders, und jede Krankheit ist unterschiedlich. Besondere Vorsicht jedoch ist geboten bei Kindern, die zu Fieberkrämpfen neigen. Bei sehr hohem Fieber ebenso wie bei länger anhaltendem Fieber ist es auf jeden Fall ratsam, einen Arzt aufzusuchen.

Fiebernde Kinder brauchen besonders viel Zuwendung.

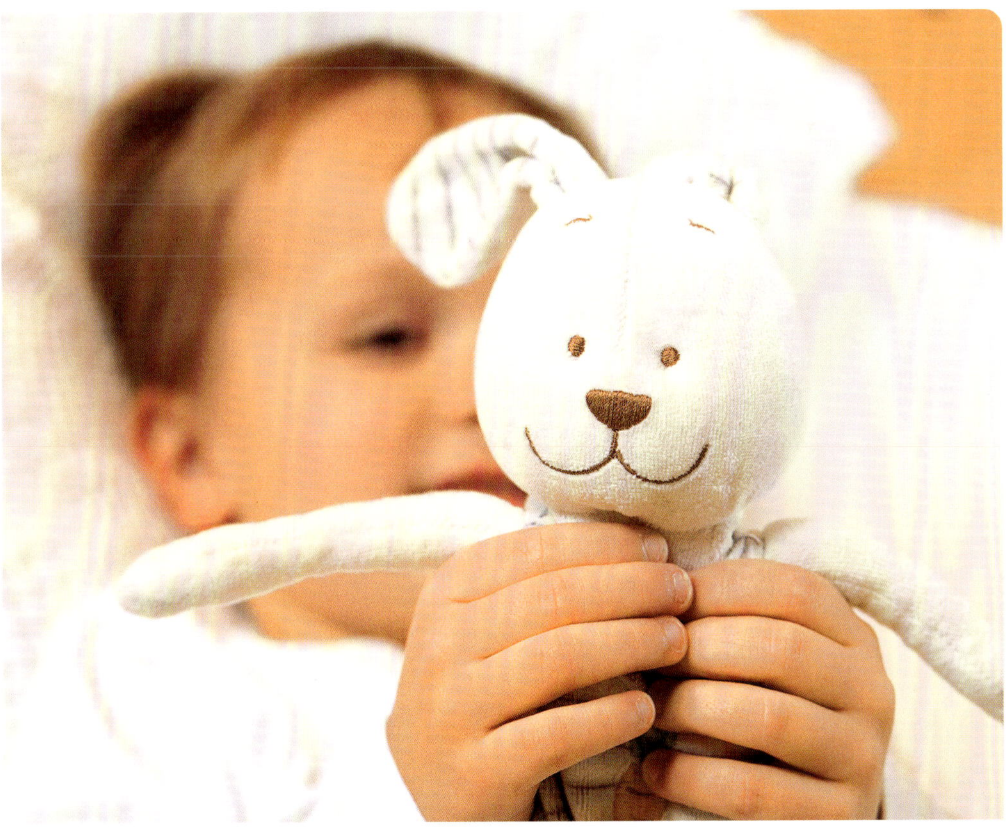

WADENWICKEL

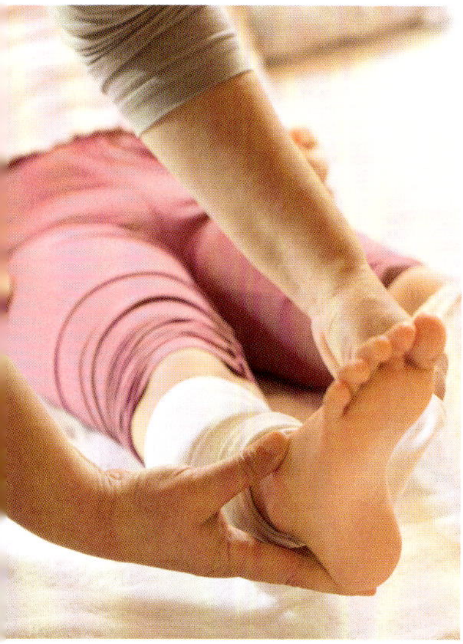

Die feuchten Geschirrtücher locker um die Waden wickeln.

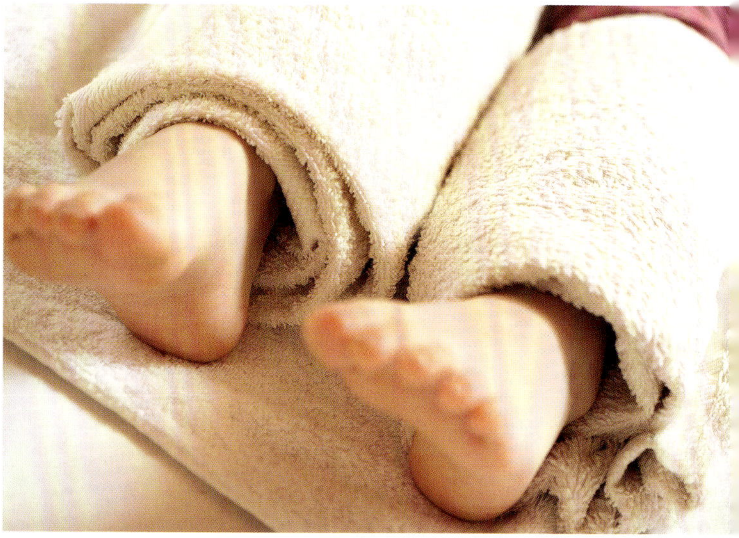

Dann mit trockenen Tüchern umwickeln.

Der Wadenwickel ist der bekannteste Wickel überhaupt. In vielen Haushalten, aber auch in Kliniken wird er eingesetzt.

Welche Eltern kennen das nicht: Tagsüber ist der Sprössling noch gut drauf, abends hängt er schlapp auf dem Sofa und ist glühend heiß. Kinder haben leicht Fieber und auch hohes Fieber. Ein altbewährtes Mittel, Fieber ohne pharmazeutische Mittel zu senken, ist der Wadenwickel. Angewendet wird er bei Fiebernden mit einer Temperatur über 39 °C. Die fiebersenkende Wirkung eines Wadenwickels entfaltet sich durch das kühle Wasser. Es darf allerdings nicht eiskalt sein, da sich sonst die Blutgefäße zusammenziehen und die „Hitze" nicht nach außen ableiten können. Aus dem gleichen Grund gilt es zu beachten, dass die Haut, vor allem die Füße, vor dem Anlegen eines Wadenwickels warm sind.
Natürlich wirkt ein Wadenwickel auch bei Erwachsenen, wenngleich er besonders gern bei Kindern angewendet wird. Bei Säuglingen und Kleinkindern allerdings eignet sich der Pulswickel (Seite 62) besser.

Das brauchen Sie

- zwei Geschirrtücher oder Stoffwindeln
- zwei Frotteetücher
- Schüssel mit Wasser, Temperatur siehe „So geht es"

- Badethermometer
- Hand- oder Badetuch zum Schutz des Bettes gegen Nässe

So geht es

- Langen Sie dem Fiebernden, bevor Sie zum Wadenwickel greifen, an die Füße. Sind diese kalt, müssen Sie sie zuerst mit einem warmen Kirschkernsäckchen oder mit warmen Wollsocken erwärmen.
- Legen Sie dann ein großes Handtuch unter beide Waden, um Bett oder Sofa vor Nässe zu schützen.
- Bereiten Sie eine Schüssel mit handwarmem Wasser vor. Die Wassertemperatur richtet sich nach dem Temperaturempfinden des Fiebernden. Je jünger das Kind, je temperaturempfindlicher der Mensch, desto geringer sollte der Abstand zwischen Wasser- und Fiebertemperatur sein – der oder die Fiebernde soll sich wohl fühlen bei der Anwendung. Lieber mit höherer Temperatur beginnen. Bei Erwachsenen kann die Wassertemperatur 5–10 °C unter der Körpertemperatur liegen, bei Kleinkindern 1–5 °C.
- Tauchen Sie beide Geschirrtücher in die Wasserschüssel und wringen Sie sie dann so aus, dass sie noch leicht feucht sind.
- Wickeln Sie die Tücher locker um die Waden. Danach werden beide Waden mit einem trockenen Frotteetuch eingewickelt und der Patient leicht zugedeckt.
- Nach 5–10 Minuten, sobald die Wickel nämlich warm geworden sind, nehmen Sie sie ab, tauchen sie erneut in das handwarme Wasser und legen sie wie zuvor wieder um die Waden.
- Wiederholen Sie die Prozedur drei- bis viermal hintereinander. Danach ist eine Pause angesagt.

! Einen Wadenwickel sollten Sie nicht anwenden, solange das Fieber noch ansteigt, bei Schüttelfrost oder wenn der Fiebernde kalte Füße hat und friert. Im Fieberanstieg produziert der Körper Wärme, wobei die Blutgefäße der peripheren Körperregionen, das heißt in Armen, Beinen und Füßen, nur minimal durchblutet sind, der Körper also zentralisiert ist. Die Füße und Arme sind folglich kühl und können deshalb keine Wärme abgeben. Mit anderen Worten: in dieser Phase des Fieberns kann der Wadenwickel gar nicht funktionieren.

i Kleine Wirkung, grosser Erfolg

Eine Fiebersenkung um 0,5–1 °C ist schon ein Erfolg! Oftmals geht die Temperatur in der nachfolgenden Ruhephase noch etwas weiter zurück.

Wichtig ist, dass der oder die Fiebernde immer genügend trinkt, um den Flüssigkeitshaushalt auszugleichen, der durch das Schwitzen aus den Fugen geraten ist.

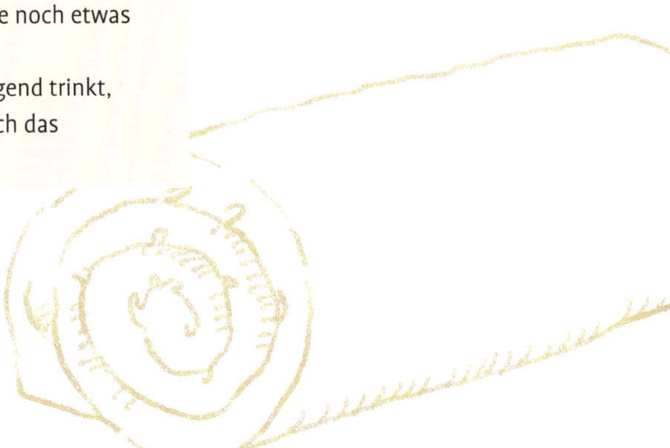

PULSWICKEL

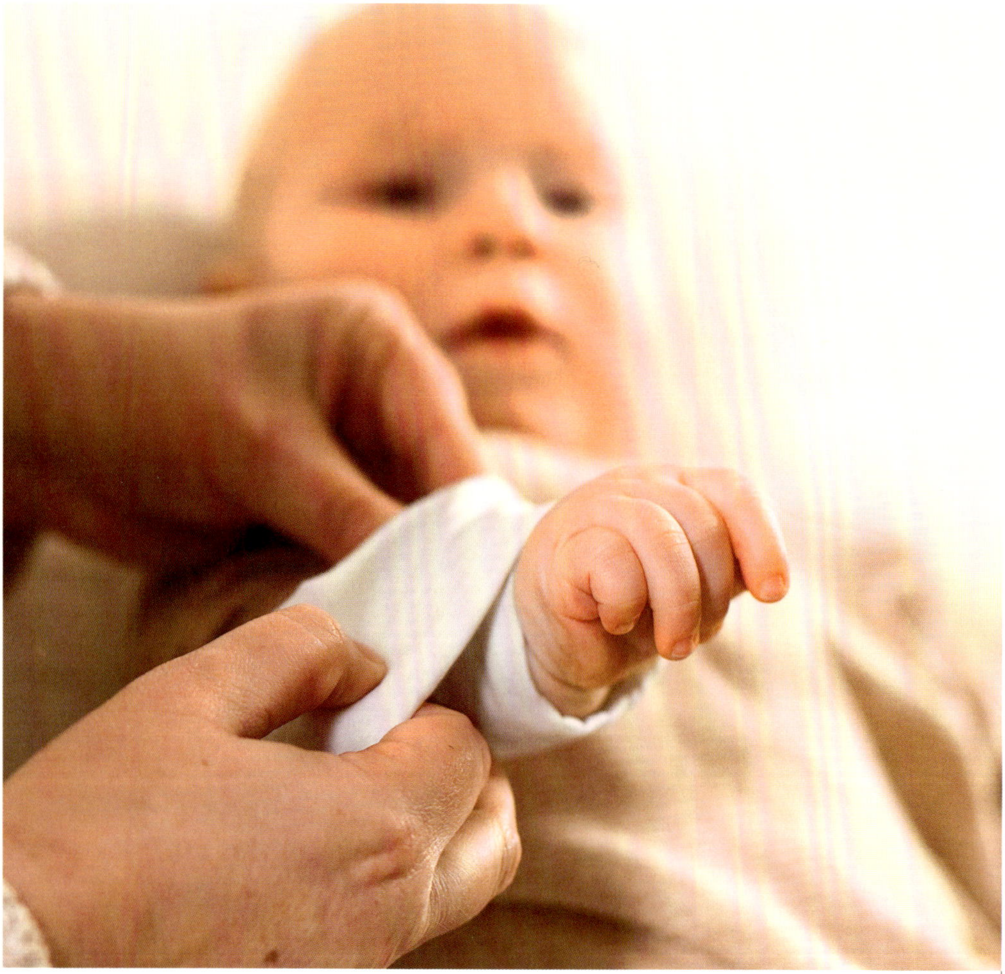

Die nassen Tücher locker um das Handgelenk wickeln.

Ideal für die ganz Kleinen, für Säuglinge und Kleinkinder – ohne viel Aufwand und doch sehr wirksam.

Was tun, wenn sich das Kind gegen das Anlegen eines Wadenwickels wehrt? Stressen Sie es nicht weiter, sondern greifen Sie stattdessen zum Pulswickel. Er ist fast ebenso wirksam.
Auch wenn die Kinder (insbesondere Säuglinge und Kleinkinder) erschöpft und kraftlos sind, bieten sich die wenig aufwändigen Pulswickel an. Ihre Wirkung erfolgt nicht über großflächige Kühlung, sondern reflektorisch über die sensiblen Nervenbahnen an der Innenseite des Handgelenks. Kinder lieben für gewöhnlich diese Wickel.

Das brauchen Sie

- zwei Taschentücher als Innentücher
- zwei Pulswärmer oder einfach zwei weitere trockene Taschentücher
- Schüssel mit Wasser, Temperatur siehe „So geht es“
- Badethermometer

So geht es

- Stellen Sie eine Schüssel mit handwarmem Wasser bereit. Vergewissern Sie sich aber, dass das Wasser die richtige Temperatur hat: Bei Säuglingen und Kleinkindern 1–3 °C unter der Körpertemperatur, bei größeren Kindern darf es etwas kühler sein, aber höchstens 10 °C unter der Körpertemperatur.
- Tauchen Sie die beiden Taschentücher in das Wasser und wringen Sie sie gut aus.
- Wickeln Sie die nassen Taschentücher locker um die Handgelenke auf Höhe des Pulses und streifen Sie danach noch einen Pulswärmer darüber, oder wickeln Sie sie mit einem trockenen Tuch ein.
- Decken Sie das Kind dann leicht zu.
- Nach 5–10 Minuten, sobald die Tücher warm werden, entfernen Sie die Pulswickel wieder, tauchen sie erneut ins Wasser, um sie frisch gekühlt sogleich wieder anzulegen.
- Wiederholen Sie die Prozedur zwei- bis dreimal hintereinander. Danach ist eine Pause angesagt.

! Nicht anwenden im Fieberanstieg, zu erkennen an den kalten Füßen, oder wenn das Kind fröstelt (siehe Wadenwickel, Seite 61).

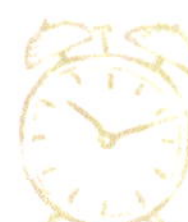

5 bis 10 Minuten

WENIG IST MEHR

Genauso wie beim Wadenwickel sind auch beim Pulswickel schon geringe Fiebersenkungen von 0,5–1 °C als ein Erfolg zu sehen! Oftmals sinkt die Körpertemperatur in den Stunden nach dem Pulswickel von selbst noch langsam weiter ab.

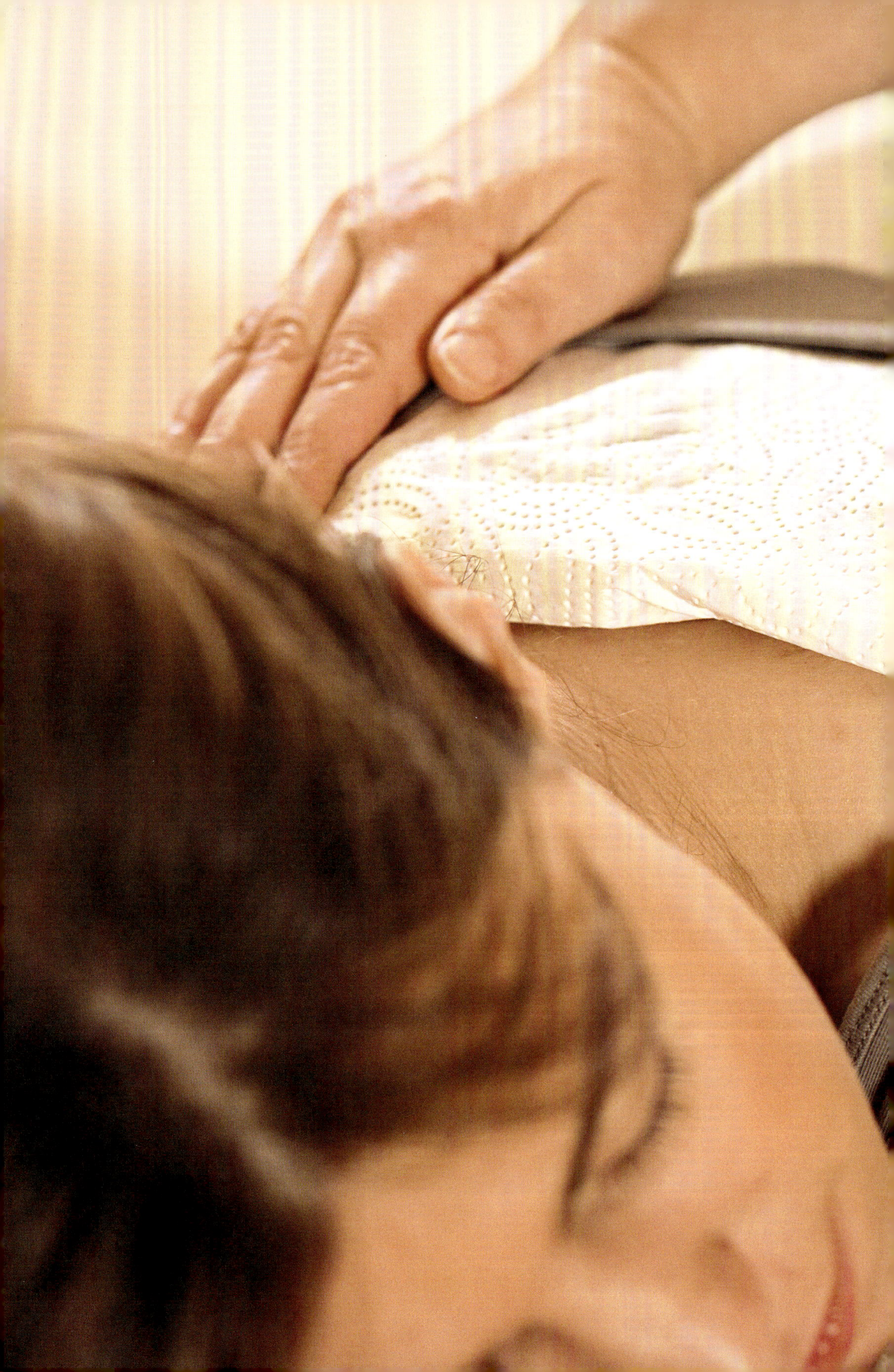

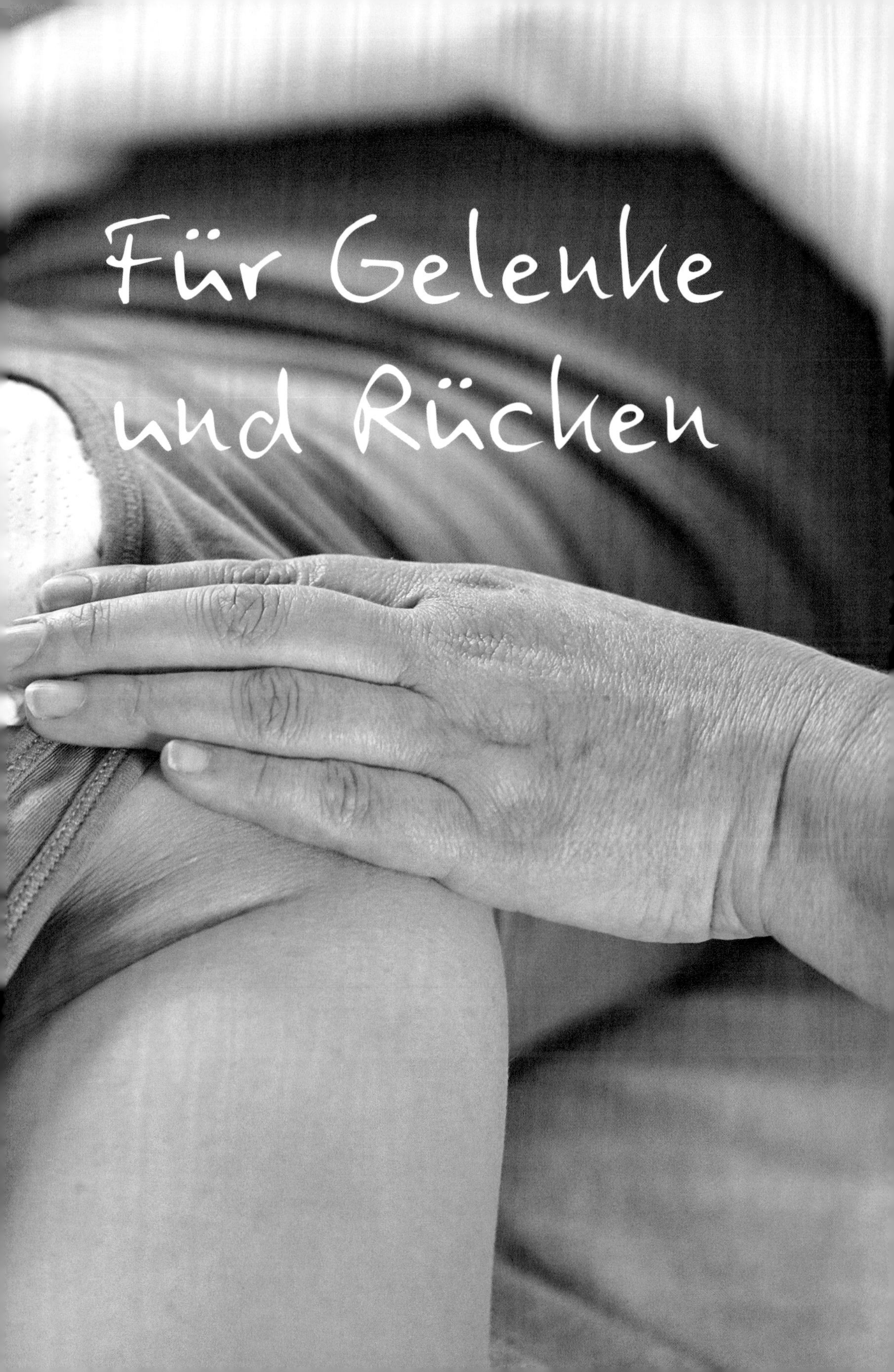
Für Gelenke
und Rücken

Wenn Bewegung wehtut

Wer kennt das nicht: der Rücken schmerzt, die Gelenke tun weh, oder man hat sich beim Stolpern eine Verstauchung zugezogen. Wohlige Wickel können wärmen oder auch kühlen und mildern damit die Schmerzen.

Von akuten oder chronischen Schmerzen sind viele Menschen betroffen, wobei die Ursachen, zum Beispiel durch Verletzungen oder Erkrankungen, sehr unterschiedlich sein können. Auch die Schmerzempfindung variiert individuell sehr stark, hier spielen kulturelle, soziale und psychische Faktoren eine Rolle. Jeder hat seine eigenen Erfahrungen mit dem Thema Schmerz.

Schmerzen mögen von vielen als lästig empfunden werden, doch stellen sie ein wichtiges Warnsignal des Körpers dar. Denken Sie nur an den Fall, dass Sie mit der Hand auf die heiße

Ganz simpel: Die Zutaten für einen schmerzlindernden Ingwerwickel.

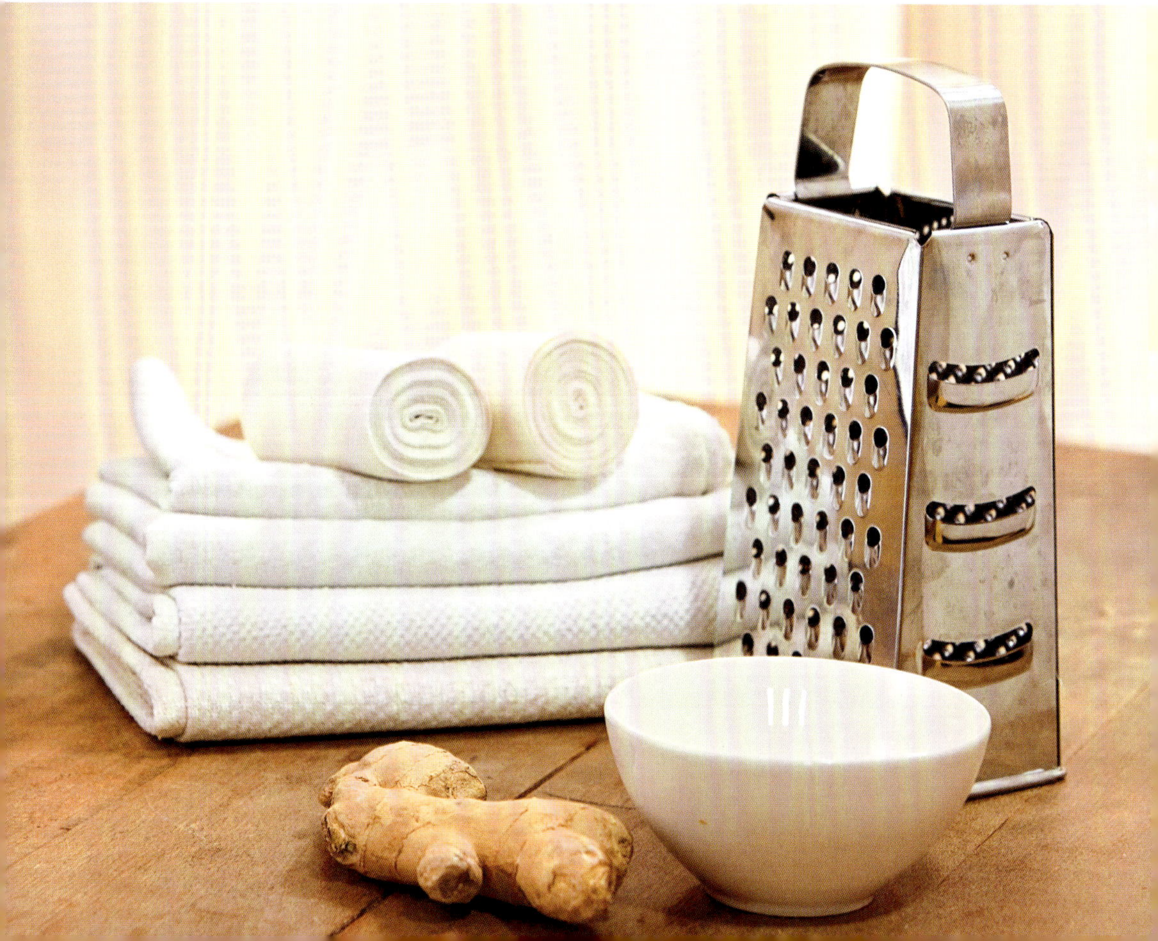

Herdplatte oder an das heiße Bügeleisen geraten. Der heftige Schmerz, den Sie innerhalb von Sekundenbruchteilen fühlen, bringt Sie dazu, Ihre Hand blitzartig wieder wegzuziehen. Die Schmerzreaktion ist in derartigen Situationen eine unentbehrliche Schutzfunktion, um den Körper vor noch mehr Schaden zu bewahren.
Andererseits zeigt Ihnen Ihr Körper durch Schmerzen auch, wo sich Krankheiten oder Schwachstellen verbergen. Es ist Sache der Ärzte, die Ursache dieser Schmerzen medizinisch abzuklären und zu behandeln. Wickel und Auflagen haben in solchen Fällen ihre Domäne in der Schmerzlinderung. Einerseits sind es schlichtweg die physikalischen Eigenschaften wie Kälte oder Wärme, mit denen sie die Schmerzen zu mildern vermögen, andererseits üben natürlich auch die in den Auflagen enthaltenen Inhaltsstoffe eine schmerzlindernde Wirkung aus.

Bei Verstauchung, Prellung, Bluterguss

Wie schnell ist es passiert! Beim Sport, beim Wandern oder die Stufe übersehen und gestolpert – und schon ist der Fuß verstaucht, die Hand geprellt oder ein dicker, blauer Fleck im Entstehen.
Bei einer **Verstauchung** sind die Schmerzen umso größer, je stärker die Bänder des betroffenen Gelenks überdehnt wurden. Besonders häufig sind davon das Sprunggelenk sowie das Knie- und das Handgelenk betroffen. Während bei einer leichten Verstauchung die Belastbarkeit des Gelenks noch kaum beeinträchtigt ist, entwickelt sich bei einer starken Verstauchung meist innerhalb einer Stunde eine ausgeprägte Schwellung um das Gelenk, und Sie können es nur noch unter großen Schmerzen oder gar nicht mehr bewegen.
Als **Prellung** wird die Schädigung von Organen oder Körperteilen durch direkte, stumpfe Gewalt von außen, jedoch ohne sichtbare Verletzungen der Haut bezeichnet.
Ein **Bluterguss** entsteht ebenfalls durch Gewalteinwirkung von außen, ohne äußerlich sichtbare Verletzung. Aber innerlich sind Blutgefäße verletzt worden, und die bluten ins Gewebe unter der Haut. Langsam entwickelt sich dort eine (äußerlich sichtbare) Schwellung und später eine Verfärbung, anfänglich meist blaulila, in den folgenden Tagen dann grün, dann gelb, bis schließlich die normale Hautfarbe wieder erreicht ist – Sie werden das kennen!
In all diesen Fällen sind kühlende Wickel oder Salbenauflagen überaus wirksam.

KÜHLENDER QUARKWICKEL

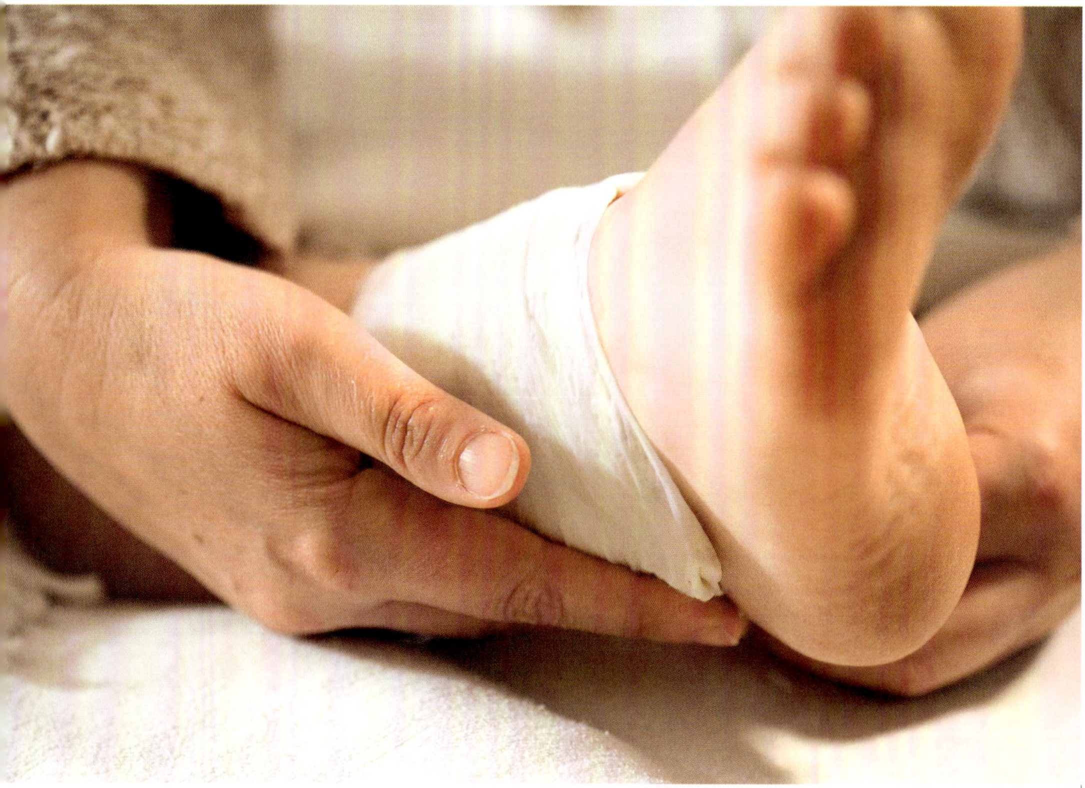

Mit der einlagigen Seite auf das Gelenk legen.

Gerade bei Verstauchungen oder Prellungen steht der Quarkwickel als Erste Hilfe an vorderster Stelle.

Quark ist nicht nur in der Küche ausgesprochen vielseitig einzusetzen, auch in Wickeln und Auflagen tut er viel Gutes. Ob bei Verstauchungen, Prellungen und Blutergüssen, bei Gelenk- und Schleimbeutelentzündungen – Quark hilft. Doch nicht nur das. Auch bei Heiserkeit und Halsschmerzen (Seite 29), Husten, Sonnenbrand, lokalen Impfreaktionen mit Überwärmung, Insektenstichen und Brustdrüsenentzündung stillender Mütter (Seite 132) wird er eingesetzt – also überall dort, wo eine milde Kälteanwendung guttut.
Die Kühle und Feuchtigkeit des Quarks wirkt schnell und intensiv. Der Schmerz wird gelindert, und die Schwellung geht zurück. Und bei all dem fühlt sich Quark auch noch anschmiegsam und angenehm an.
Mehr zu Quark und seiner Wirkungsweise finden Sie im Porträt auf Seite 30.

Das brauchen Sie

- 250 g naturbelassener Quark (ohne Sahne oder Kräuter), Fettstufe egal
- Haushaltspapier oder Taschentuch
- Esslöffel oder Messer
- eventuell Mullbinde oder Geschirrtuch

So geht es

- Streichen Sie den Quark etwa ½ cm dick auf das Taschentuch oder Haushaltspapier auf, in einer Fläche, die so groß ist wie die verletzte Körperstelle.
- Das Papier oder Tuch wird zu einem Päckchen gefaltet, und zwar so, dass die Umhüllung auf einer Seite einlagig bleibt.
- Legen Sie diese einlagige Seite des Wickels auf die betroffene Körperstelle auf und fixieren Sie das Päckchen, indem Sie eine Mullbinde oder ein Geschirrtuch herumwickeln.
- Der Quarkwickel sollte mindestens 20–30 Minuten an der Stelle belassen werden. Halten Sie dabei das betroffene Knie, den Fuß oder die Hand möglichst ruhig und lagern Sie sie hoch.
- Wenden Sie die Quarkauflage in der Akutsituation mehrmals täglich an.

! Einen Quarkwickel sollten Sie nicht anwenden, wenn die Haut an der betroffenen Stelle verletzt oder anderweitig vorgeschädigt ist oder wenn eine (seltene) Kontaktallergie auf Milcheiweiß vorliegt.

i Keine „Direkt“-Maßnahme

Streichen Sie den Quark nie direkt auf die Haut auf, das fühlt sich unangenehm an. Packen Sie ihn daher immer in ein Stoff- oder Papiertuch ein und verwenden Sie ihn so.

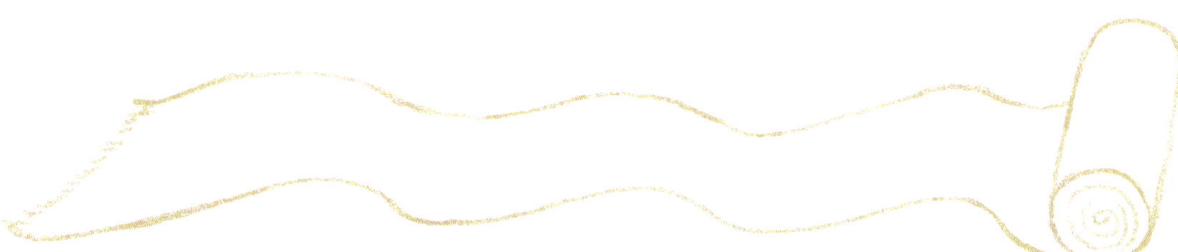

BEINWELLWICKEL

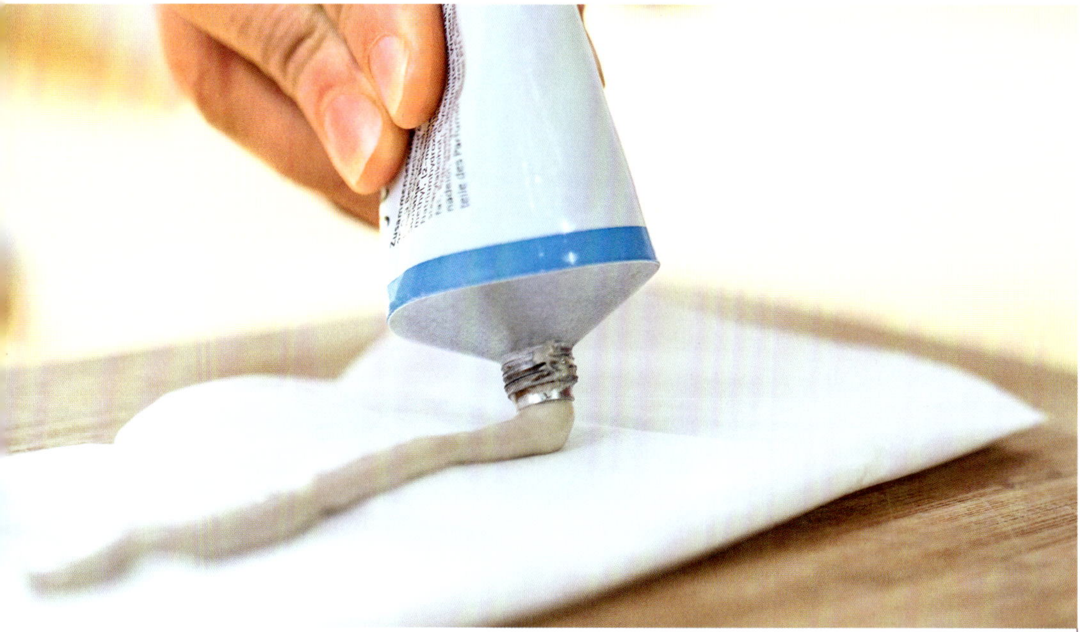

Beinwellwickel können auch einfach mit Salbe hergestellt werden.

Beinwellwickel unterstützen die Knochen- und Gelenkheilung. Sie sind ideal bei jeder Art von Sportverletzung.

Blessuren bleiben beim Sport selten ganz aus. Ist es mal wieder passiert, ist der Griff zum Beinwellwickel das Beste, was man machen kann. Ob Verstauchung, Prellung, Zerrung oder eine sonstige Sport-Verletzung: Beinwell hilft, damit man rasch wieder fit wird. Auch bei Gelenk- und Schleimbeutelentzündung, Muskel- und Gelenkbeschwerden sowie einer Knochenhautreizung hat sich der Beinwellwickel vielfach bewährt.
Man stellt ihn entweder aus der frischen Wurzel her oder verwendet dazu eine Salbe, ein Gel oder eine Tinktur, die man fertig in der Apotheke kaufen kann. Durch den heilsamen Inhaltsstoff Allantoin wirkt Beinwell entzündungshemmend und schmerzlindernd. Zudem bringt er Gelenke zum Abschwellen, und der frische Brei kühlt angenehm.

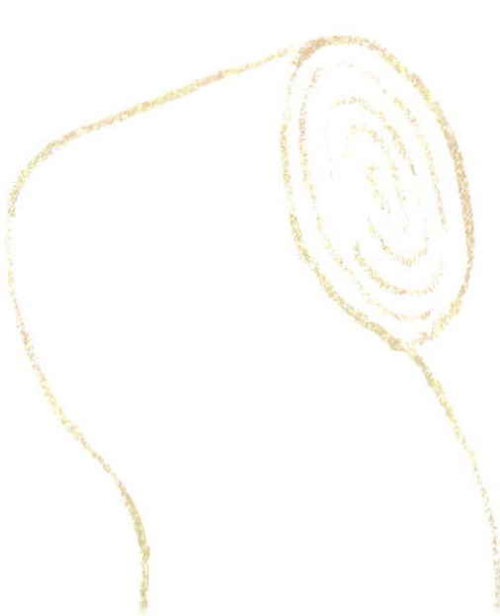

Das brauchen Sie

- frische Beinwellwurzel oder Salbe, Gel oder Tinktur aus Beinwell
- kleines Tuch, z. B. Papiertaschentuch, Küchenpapier oder Stoffläppchen
- Mullbinde oder Geschirrtuch

So geht es

- Raspeln Sie die frische Beinwellwurzel fein oder schneiden Sie sie sehr klein.
- Streichen Sie den entstandenen Brei dann etwa 1–2 cm dick auf das Tuch. Alternativ können Sie auch Beinwellsalbe oder -gel auf das Tuch aufbringen.
- Schlagen Sie die Tuchränder nun so ein, dass das Tuch auf einer Seite einlagig bleibt.
- Legen Sie das Päckchen vorsichtig auf das Gelenk oder die schmerzende Stelle, und zwar so, dass die einlagige Seite auf der Haut zu liegen kommt.
- Bei der Verwendung einer Tinktur muss diese erst nach Vorschrift in der Packungsbeilage mit Wasser verdünnt werden, in der Regel 1:5 oder 1:10. Tränken Sie dann das Tuch damit und wickeln Sie es um das betroffene Gelenk.
- Befestigen Sie den Wickel nun noch mithilfe einer Mullbinde oder einem größeren Tuch.
- Lassen Sie den Beinwellwickel so lange angelegt, wie er sich kühl und angenehm anfühlt.
- Wichtig ist, dass Sie den Fuß beziehungsweise das Gelenk währenddessen ruhig halten und wenn möglich hochlagern.
- Am besten wenden Sie so einen Beinwellwickel mehrmals täglich an.

Beinwell

Beinwell (*Symphytum officinale*) ist eine rauborstige Pflanze aus der Familie der Borretschgewächse. Ihre glockigen Blütchen, die sich an einem spiraligen Blütenstand öffnen, sind zuerst rot, dann blau. Von außen sieht man der krautigen Pflanze nicht an, welche Heilkräfte in ihrem dicken Wurzelstock stecken, der außen fast schwarz, innen jedoch elfenbeinfarbig und von schleimig-weicher Konsistenz ist. Doch der Name „Bein-Well" sagt es schon: „Bein" für Gebeine, Knochen, und „well" für wallen, zusammenwachsen – das bedeutet, dass die Inhaltsstoffe dieser Pflanze das Zusammenwachsen gebrochener Knochen fördern. Beinwell ist die Pflanze mit dem höchsten Allantoingehalt, eine Substanz, die die Zellneubildung und die Regeneration von Gewebe, Schleim- und Knochenhaut unterstützt. Doch als Salbe zubereitet und äußerlich eingesetzt kann Beinwell noch mehr: Er entspannt auch schmerzhaft verhärtete Muskelgruppen (Myogelosen).

Lange Zeit sah man Beinwellanwendungen geringschätzig als „althergebrachte Großmuttermedizin der Wurzelsepps" an. Dabei sind die hervorragenden Eigenschaften von Beinwell bei Sportunfällen, Knochenbrüchen, Sehnen-, Gelenk- und Muskelschmerzen

Beinwell ist bekannt als Knochenheilkraut.

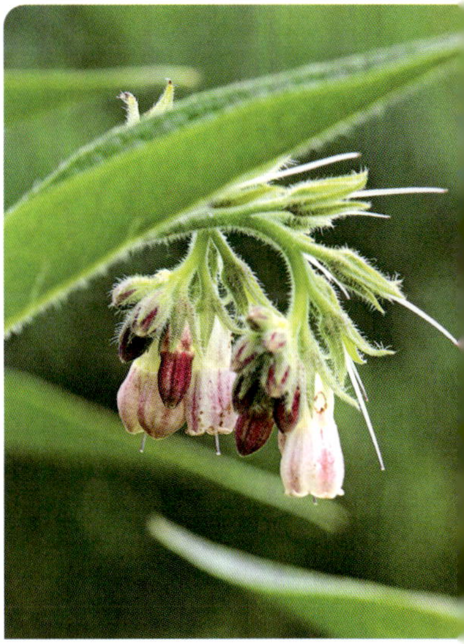

seit der Antike bekannt. Inzwischen wurde durch wissenschaftliche Forschungsarbeiten belegt: Beinwell wirkt zuverlässig und rasch entzündungshemmend, schmerzlindernd und abschwellend, manchmal sogar innerhalb weniger Minuten. Deshalb gilt Beinwell als „Arnika der Knochen, Sehnen und Gelenke" und gehört in jede Sporttasche, Haus- und Reiseapotheke.

! Wie alle Wickel dürfen Beinwellwickel nicht auf offenen Wunden, nur auf intakter Haut angewendet werden, und dies auch nicht länger als 4–6 Wochen pro Jahr. Auch in der Schwangerschaft und Stillzeit sowie bei Kindern unter 2 Jahren sollten Sie darauf verzichten. Diese Gegenanzeigen wurden sicherheitshalber erlassen, weil sich in frischen, selbstgesammelten Beinwellwurzeln Spuren von Pyrrolizidin-Alkaloiden befinden, die als leberschädigend gelten. Beinwell-Fertigprodukte aus der Apotheke unterliegen diesen Einschränkungen nicht, denn sie sind frei von derartigen Alkaloiden.

Was Beinwell sonst noch kann

Beinwellsalbe wirkt wundheilungsfördernd, hält Gewebe elastisch und fördert eine gute Vernarbung. Man setzt sie ein bei schlecht heilenden Dammschnittwunden, Narben, Narben- und Amputationsschmerzen, ebenso bei Sehnenscheiden- und Schleimbeutelentzündung, Nagelbettentzündung, Furunkel, Fersenriss und Venenentzündung sowie zur Wundrandbehandlung bei dem eher schwierig zu behandelnden „Offenen Bein" (*Ulcus cruris*).

i Beinwell schmeckt auch gut

Wenn Sie den Beinwellwickel mit einer frischen Wurzel machen, müssen Sie die Blätter dieser Pflanze nicht wegwerfen. Fein gehackt geben sie als Würzkraut Salaten ein delikates Borretsch-Aroma. Aber wegen der enthaltenen Spuren von Alkaloiden bitte nur ab und zu, nicht täglich!

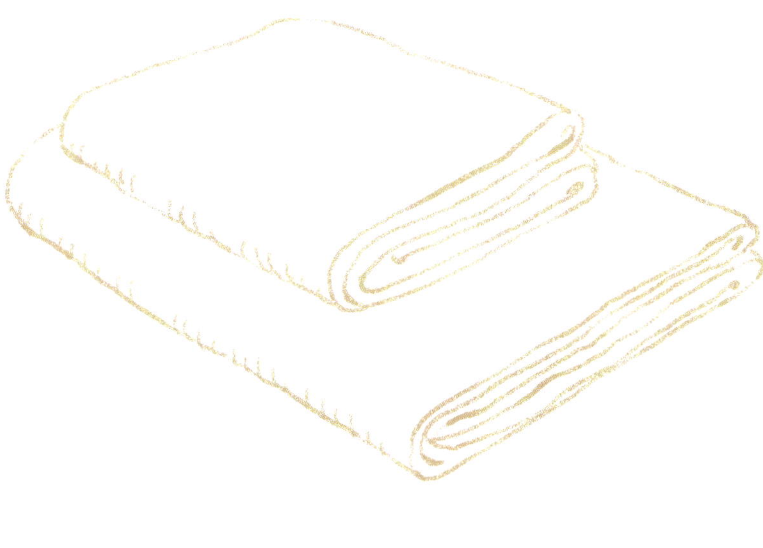

ARNIKAAUFLAGE

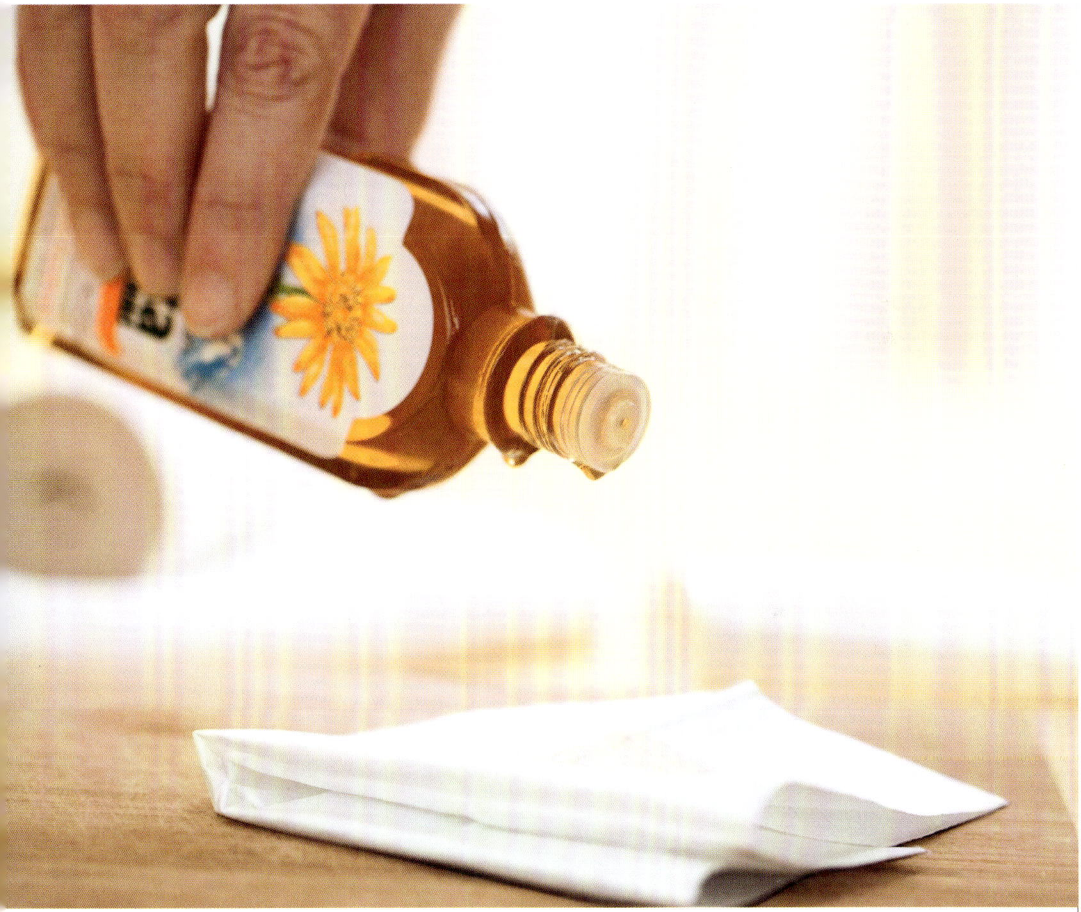

Arnikatinktur verdünnt auf das Tuch träufeln.

Arnika ist eine der bekanntesten Heilpflanzen. Durch ihre wertvollen Inhaltsstoffe wirkt sie entzündungshemmend und schmerzlindernd, lässt Schwellungen zurückgehen, Blutergüsse und Verletzungen schneller abheilen. Ihre Wirkstoffe gelangen über die Haut direkt an das Gelenk oder die schmerzende Stelle. Arnikasalbe, -tinktur oder -gel gehört in jede Hausapotheke. Zum Einsatz kommt Arnika bei Verstauchungen, Prellungen, Zerrungen, Blutergüssen sowie Gelenk- und Schleimbeutelentzündungen, ebenso bei Venenleiden, Stauungszeichen in den Beinen, rheumatischen Beschwerden und Muskelverspannungen.

Die Arnika ist unübertroffen die Heilpflanze bei stumpfen Verletzungen und Gelenkentzündungen.

Das brauchen Sie

- Arnikasalbe, -tinktur oder -gel, je nachdem, was zur Verfügung steht
- kleines Tuch, z. B. Papiertaschentuch, Küchenpapier oder Stoffläppchen
- Mullbinde oder Geschirrtuch

So geht es

- Streichen Sie Arnikasalbe oder -gel großflächig etwa ½ cm dick auf das Tuch.
- Schlagen Sie die Tuchseiten nach oben um, und zwar so, dass die Unterseite einlagig bleibt.
- Legen Sie nun den Salben- oder Gellappen vorsichtig auf die Verletzung oder wickeln Sie ihn um das verletzte Gelenk.
- Wenn Sie alternativ Arnikatinktur verwenden, müssen Sie zuerst die Tinktur nach Produktinformation unbedingt mit Wasser verdünnen (Info Seite 75). Dann tränken Sie das Tuch darin und legen es um das betroffene Gelenk.
- Schließlich wird die Arnikaauflage mit einer Mullbinde oder einem größeren Tuch fixiert.
- Die Salben- oder Gelauflage kann so lange angelegt bleiben, wie sie als wohltuend empfunden wird, die Tinkturauflage maximal 30 Minuten lang.
- Sie sollten sie möglichst mehrmals täglich anwenden.

HOMÖOPATHIE

Arnica montana ist eine der bekanntesten Arzneien in der Homöopathie und wird dort bei stumpfen Verletzungen sowie bei körperlichen und seelischen Schockzuständen eingesetzt.

Arnika

Als „Allheilmittel" galt Arnika, auch Berg-Wohlverleih genannt, schon lange vor unserer Zeit. Die schöne Bergtochter sollte Hexenzauber abwehren und Gesundheit bringen. Letzteres tun ihre dottergelben Blüten, die medizinisch verwendet werden, nach wie vor. Sie gehören zu den wichtigsten Mitteln bei nichtblutenden Wunden, Verstauchungen und Prellungen sowie bei Rheuma-, Muskel- und Gelenkschmerzen.

Die geschützte Pflanze, ein Korbblütengewächs mit dem botanischen Namen *Arnica montana*, enthält ätherische Öle mit aromatisch-scharfem, angenehm zimtartigem Duft, die gegen Bakterien und Pilze wirksam sind. Mit ihren Sesquiterpenen wirkt Arnika ebenso stark entzündungshemmend wie Cortison, das haben medizinische Studien eindeutig ergeben. Mit ihrer Kombination an Cumarinen und wunderbar gelben Farbstoffen, den Flavonoiden, fördert Arnika bei einer Schwellung oder einem Bluterguss den rascheren Abtransport von Flüssigkeit und Zelltrümmern, wodurch die Verletzung schneller ausheilt.

Bitte nicht selbst sammeln: Arnika ist geschützt.

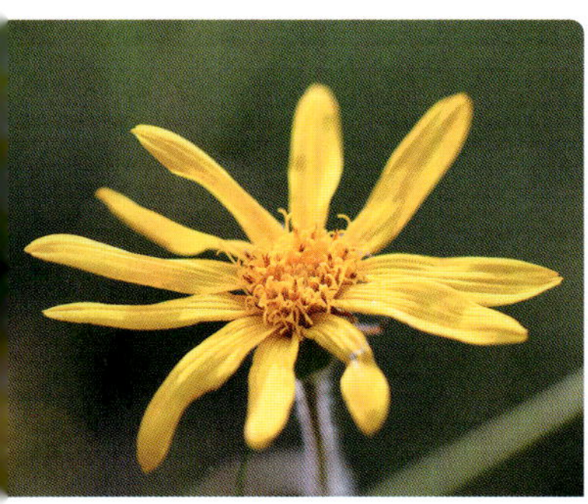

Was Arnika sonst noch kann

- Arnikatinktur, 1:10 verdünnt: bei Furunkeln, entzündlichen Schwellungen nach Insektenstichen (dann eventuell mit Quark gemischt als Umschlag), zur Schmerzlinderung bei Karpaltunnelsyndrom.
- Arnika-Fingerbad bei Nagelbettentzündung (Panaritium): 1 Esslöffel Arnikatinktur (oder ¼ l Arnikatee) und 2 Esslöffel Schmierseife in ¼ l heißem Wasser auflösen; den betroffenen Finger so heiß wie möglich 10–15 Minuten lang darin baden.
- Arnika-„Coolpack“ bei entzündlichen Zuständen mit akuten Schmerzen: Kühles Arnikagel (im Kühlschrank gelagert) wirkt abschwellend und lindert zuverlässig die Schmerzen. Man kann dazu Arnikagel direkt auftragen oder mit Quark vermischt (1 Esslöffel Gel auf 250 g Magerquark).

! Bei einer Allergie gegen Arnika und/oder andere Korbblütengewächse dürfen Sie diese Auflage nicht anwenden.
Über längere Zeit angewendet, können Arnikaauflagen vor allem bei vorgeschädigter Haut (Verletzungen, nässende, entzündliche Stellen, Beingeschwür) eine Hautentzündung oder -reizung, ja sogar eine Schwellung mit Blasenbildung bis hin zur Gewebszerstörung hervorrufen. Deshalb dürfen Sie eine *Arnikatinktur nur äußerlich, verdünnt* (1 Esslöffel Tinktur auf ¼ l Wasser) und *kurzfristig* (nicht länger als 30 Minuten) anwenden. Innerlich eingenommen kann eine Arnikatinktur nicht nur eine Blutungsneigung hervorrufen, sondern sogar Herzrhythmusstörungen. (Das gilt, wohlgemerkt, nur für die Tinktur, nicht aber für homöopathische Arnikapräparate.)

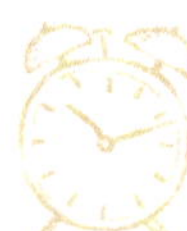

bis 30 Minuten

HEILERDE-AUFLAGE

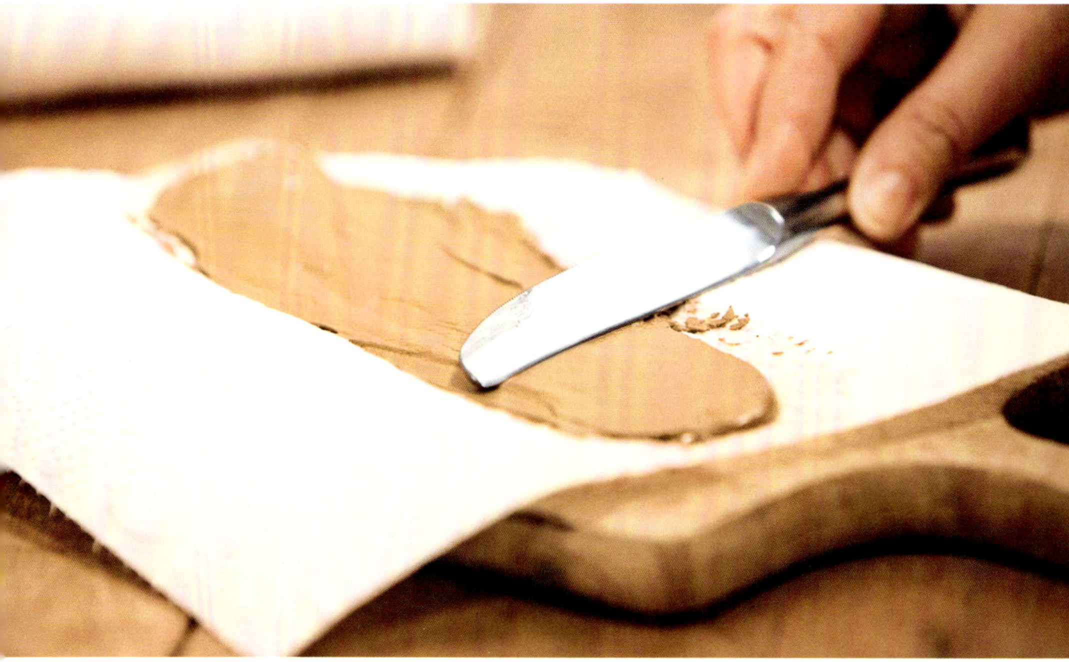

Den Heilerdebrei auf ein Tuch streichen.

Heilerde-Anwendungen haben eine sehr lange Tradition und sind eine prima „Soforthilfe" aus der Natur.

Ob Prellungen, Blutergüsse oder Zerrungen, Gelenk- oder Schleimbeutelentzündungen – Heilerde-Auflagen sind überaus hilfreich bei jeglicher Art von Sportverletzungen. Ihr schmerzlindernder und abschwellender Effekt ist vor allem auf ihre kühlende Feuchtigkeit zurückzuführen. Aber auch die Inhaltsstoffe, die aus reichlich Mineralstoffen bestehen, wirken entzündungshemmend und lindernd. Ein weiterer Vorteil ist, dass Heilerde praktisch keine Allergien hervorrufen.

Das brauchen Sie

- Heilerde- Pulver zur äußerlichen Anwendung aus dem Reformhaus oder der Apotheke
- kleines Tuch, z. B. Papiertaschentuch, Küchenpapier oder Stofflappen
- kleine Schüssel
- Löffel
- etwas kühles Wasser
- Mullbinde oder Geschirrtuch

So geht es

- Füllen Sie Heilerde in eine Schüssel (je nach Größe der zu behandelnden Fläche 2–4 Esslöffel) und rühren Sie sie mit etwas kühlem Wasser zu einem streichfesten Brei.
- Streichen Sie den Brei auf das Tuch oder den Stofflappen.
- Schlagen Sie dann alle Seiten nach oben um, so, dass die Unterseite einlagig bleibt.
- Das fertige Päckchen wird mit der einlagigen Seite auf die verletzte Körperstelle gelegt und mit einer Binde oder einem Tuch fixiert.
- Die Auflage kann so lange liegen bleiben, wie sie als angenehm empfunden wird.
- So eine Heilerde-Auflage ist mehrmals täglich anwendbar.

Heilerde

Erde zum Heilen verwenden Menschen seit Urzeiten. Heute versteht man unter Heilerde Löss, der während der letzten Eiszeit entstand, als die tonnenschwere Eislast die Felsen und Steine unter sich zu feinem Gestein zermalmte und anschließend Wind und Wasser die Gesteinspartikel bis auf Staubkorngröße zerkleinerten. In erster Linie besteht Heilerde aus Kieselsäure und einer Vielzahl an Mineralien und Spurenelementen, gereinigt, aufbereitet und unterschiedlich fein pulverisiert bis zu einem Durchmesser von 1/1000 mm. Die feine Vermahlung vergrößert die „innere" Oberfläche der Heilerde, eine Voraussetzung für ihre therapeutische Eigenschaft: Je größer die Oberfläche, desto ausgeprägter ist die Fähigkeit, schädliche Substanzen zu binden, als da wären Säuren, Stoffwechselprodukte, Wundsekrete, Zellpartikel, Talg, Bakterien oder Bakteriengifte. Das funktioniert sowohl innerlich – im Magen-Darm-Trakt – als auch äußerlich.

Heilerde, mit Wasser oder Arzneipflanzentee zu einem streichfähigen Brei angerührt und auf die Haut aufgetragen, trocknet von außen nach innen ab und entwickelt dabei eine erhebliche kapillare Saugwirkung, die vom Körper nach außen gerichtet ist. Dabei werden krank machende Stoffe mit ausgeleitet, der Körper somit „entgiftet". Außerdem wirkt die Heilerde antibakteriell, austrocknend und geruchsbindend. Die beim Trocknen entstehende Verdunstungskälte lindert Schmerzen, besonders bei entzündlichen Schwellungen oder oberflächlichen, eiternden Wunden, Abszessen, Akne oder Insektenstichen. Der Prozess fördert außerdem die Durchblutung der Haut, verbessert damit deren Versorgung mit Sauerstoff und Nährstoffen und lässt das Gewebe schneller regenerieren.

Heilerde „saugt" die Krankheit aus dem Körper.

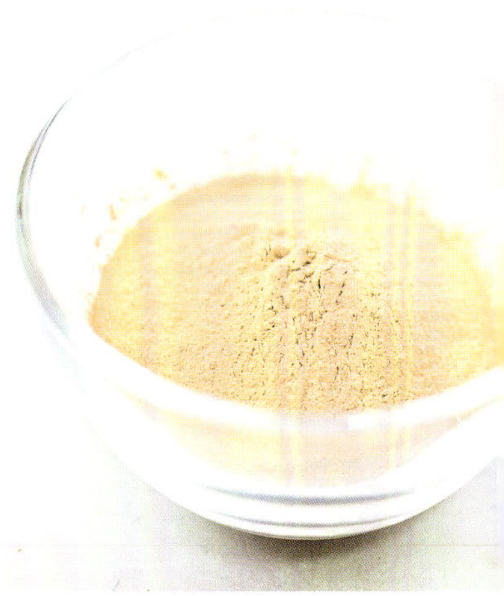

Äußerlich angewendet kennt man bei Heilerde keine Nebenwirkungen beziehungsweise Gegenanzeigen. Nur direkt auf offenen Wunden sollte sie, wie alle Wickel, nicht angewendet werden.
Wenn Sie Heilerde aber innerlich einnehmen, sollten Sie darauf achten, dass Sie wichtige Medikamente nicht gleichzeitig, sondern erst etwa 2 Stunden später einnehmen. Heilerde bindet nämlich sonst auch die Medikamenten-Inhaltsstoffe und macht sie damit unwirksam.

Was Heilerde sonst noch kann

- Innerlich eingenommen (als Pulver, Kapsel oder mit Wasser verdünnt) bindet Heilerde Bakterien, Säuren, Fette, Giftstoffe, Gallensäuren und Darmgase, hilft also bei Magen-Darm-Problemen, Sodbrennen, Durchfall, Blähungen und zu hohem Blutfettspiegel.
- Erste Hilfe bei akuten Vergiftungen (Heilerde bindet die Gifte).
- In der Reiseapotheke als Mittel gegen Durchfall, bei eitrigen Prozessen und als Erste-Hilfe-Mittel.
- Als Gurgelwasser (eventuell mit Salz) gegen Angina, Mundgeruch und Parodontose.

INNERLICH ODER ÄUSSERLICH?

Achten Sie beim Einkaufen darauf, dass es Heilerdepulver zur inneren und zur äußeren Anwendung gibt. Eigene Erde aus Ihrem Garten ist übrigens nicht geeignet, weil diese nicht gereinigt ist. Heilerdepulver vom Reformhaus oder aus der Apotheke wird speziell aufbereitet (gereinigt) und ist offiziell als Wickelzusatz zugelassen.

ERBSENSÄCKCHEN

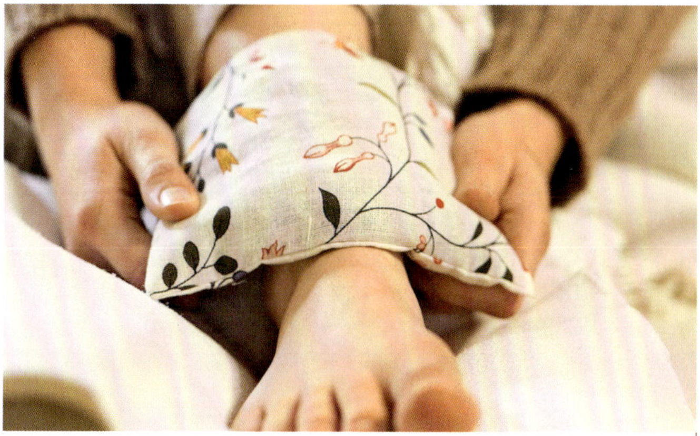

Das gekühlte Erbsensäckchen einfach auflegen.

Ein Säckchen mit getrockneten Erbsen ist ein idealer Kälteträger. Es hält lange kühl, lässt Schwellungen zurückgehen und Schmerzen nachlassen.

Getrocknete Erbsen gehören zur „Küchenapotheke". In eine Kissenhülle genäht, tiefgekühlt und so auf die betroffene Stelle gelegt, schmiegen sie sich dort sanft an. Erbsensäckchen sind eine einfache, aber sehr effektive Kälteanwendung, eine Art Natur-Kühlpackung. Sie eignen sich für Verstauchungen, Prellungen und Zerrungen, ebenso bei Zahnschmerzen und überall da, wo eine Kühlung Linderung verschafft. Und das Beste daran: „Erbsen im Kissen" haben keinerlei Nebenwirkungen.

Das brauchen Sie

- kleine Stoffkissenhülle, gefüllt mit getrockneten Erbsen
- Plastiktüte, gegebenfalls Tuch oder Schal zum Fixieren

So geht es

- Füllen Sie eine kleine Stoffkissenhülle etwa zur Hälfte mit Trockenerbsen. Sofern die Kissenhülle keinen Reißverschluss hat, nähen Sie die vierte Seite einfach zu.
- Stecken Sie das Erbsensäckchen in eine Plastiktüte (nur damit es nicht nass wird) und legen Sie es so für einige Stunden in die Gefriertruhe oder ins Gefrierfach des Kühlschranks.
- Packen Sie es auf die geprellte oder verstauchte Stelle und befestigen Sie es zum besseren Halt mit einem Tuch oder Schal.
- Lassen Sie es so lange liegen, wie die Kühlwirkung anhält, und tauschen Sie es dann gegen ein weiteres, frisch gekühltes Säckchen aus. Wiederholen Sie dies so oft wie nötig.

VORRATSHALTUNG

Vor allem in Haushalten mit Kindern oder Sportlern empfiehlt es sich, stets zwei bis drei fertig gefüllte und im Gefrierschrank gekühlte Erbsensäckchen vorrätig zu haben.

Bei chronischen Gelenkbeschwerden

Fehlhaltung und Überlastung können unseren Gelenken ebenso zusetzen wie falsches Training beim Sport. Aber auch Abnutzungserscheinungen des Gelenkknorpels (Arthrose), entzündliche Gelenkerkrankungen (Arthritis) oder Gicht können Ursachen für scheußliche Gelenkschmerzen sein.

Arthrose ist eine nichtentzündliche Erkrankung der Gelenke, bei der durch Abnutzung oder Verletzung die Strukturen in den Gelenken geschädigt sind. Beginn und Verlauf sind schleichend und kündigen sich zunächst durch Gliederschmerzen entlang der erkrankten Körperregionen an. Im weiteren Krankheitsverlauf fühlen sich die Gelenke nach einer Ruhepause steif und kalt an, und es kommt zur Einschränkung der natürlichen Beweglichkeit, verbunden mit Schmerzen.

Arthritis ist im Gegensatz zu Arthrose eine entzündliche Erkrankung, die entweder durch Infektionen (seltener) oder eine Störung der körpereigenen Abwehr (Autoimmun-Erkrankung) ausgelöst wird. Hier ist insbesondere die rheumatoide Arthritis zu nennen. Typischerweise entwickeln sich arthritische Entzündungen zuerst an kleinen Gelenken. Mit dem Krankheitsbeginn treten an den entsprechenden Stellen erste Schmerzen nach Ruhephasen auf, mit fortschreitender Erkrankung verschlimmern sich die Beschwerden. Krankheitszeichen sind Überwärmung, Schwellung und Rötung an den betroffenen Gelenken.

Gicht schließlich ist eine Stoffwechselerkrankung, bei der sich zu viel Harnsäure im Blut ansammelt, sodass Harnsäure-Ablagerungen entstehen. Ein typisches Anzeichen des ersten Gichtanfalls sind heftige Gelenkschmerzen, meist in der großen Zehe. Es bilden sich Harnsäurekristalle, die sich in den Gelenken, Schleimbeuteln und Sehnen, in der Haut und im Ohrknorpel ablagern. Heftige Gelenkentzündungen und Gelenkschäden können die Folge sein. Auch in der Niere setzen sich die Kristalle ab. Bleibt Gicht unbehandelt, kommt es leicht zu Nierensteinen und Nierenschäden.

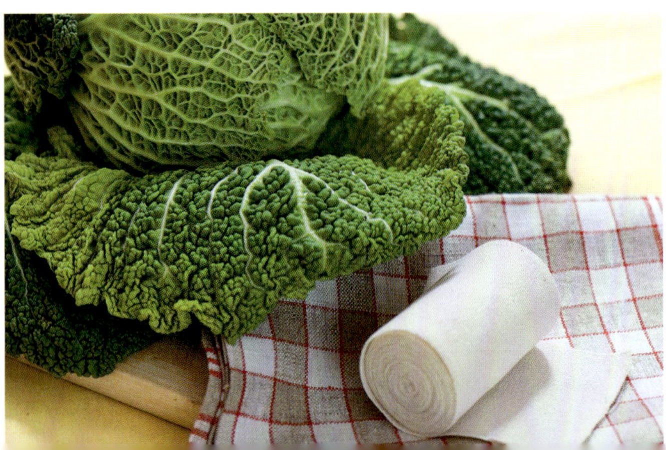

Kohlwickel fördern die Durchblutung.

KOHLWICKEL

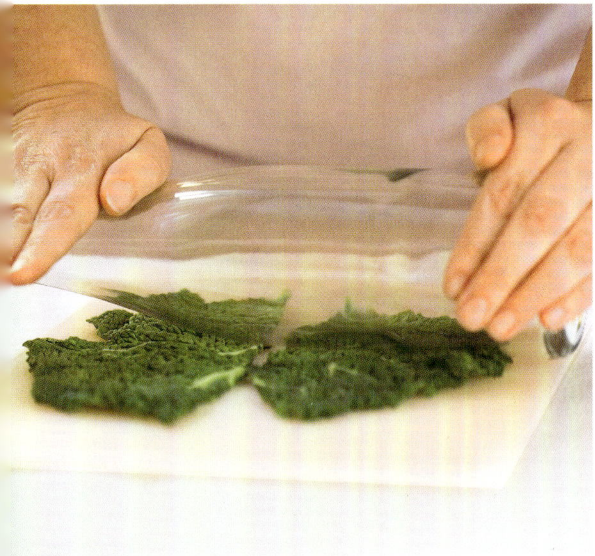

Die Kohlblätter mit einer Glasflasche walken, damit Saft austritt.

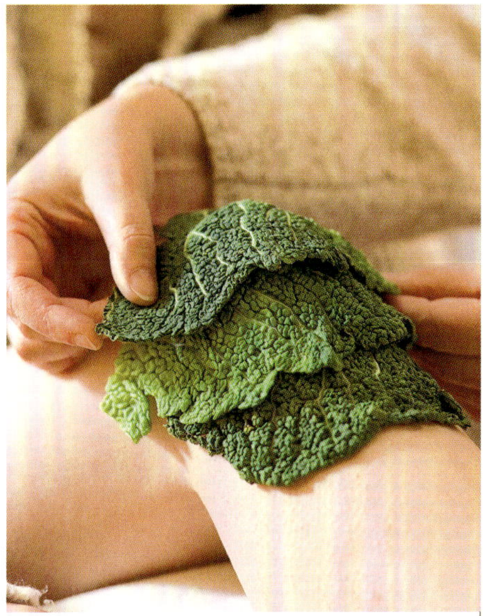

Die Blätter wie Dachziegel auflegen.

Kohl wurde schon seit der Antike nicht nur als Nahrungsmittel, sondern auch als Heilmittel verwendet. Er bringt Hilfe bei Gelenkentzündungen (Arthritis), chronischen rheumatischen Beschwerden, Verschleißerkrankungen (Arthrose) und Gicht, aber auch bei Brustentzündungen stillender Mütter (Seite 133), Nagelbettentzündungen und Insektenstichen.
Durch die Tiefenwirkung, die auf die im Kohl enthaltenen Mineralstoffe und Senföle zurückzuführen ist, wirkt eine Kohlblattauflage mild kühlend, entzündungshemmend und entgiftend. Damit werden die Gelenke beweglicher und schmerzen weniger.

Kohl ist nicht nur ein Lebensmittel, sondern auch eine alte Heilpflanze, deren Wirkung schon seit der Antike bekannt ist.

Das brauchen Sie

- frische Wirsing- oder Weißkohlbätter aus dem Bio-Anbau
- kleines Messer
- Schneidebrett aus Kunststoff oder Plastikunterlage
- saubere Glasflasche
- Tuch aus Baumwolle (z. B. Geschirrtuch oder Stoffwindel) oder Haushaltspapier
- Mullbinde oder Geschirrtuch

So geht es

- Verwendet werden die äußeren Blätter des Kohlkopfs, je nach Größe drei bis sechs Stück.
- Diese werden sorgfältig gewaschen und trockengetupft, dann die dicken Mittelrippen herausgeschnitten.
- Walken Sie die Blätter dann mithilfe einer Glasflasche auf einem Kunststoffbrettchen aus, sodass der wirkungsvolle Kohlsaft austreten kann. Wichtig: Verwenden Sie dazu kein Holzbrett oder Wellholz (Nudelholz)! Das Holz würde den Kohlsaft aufsaugen.
- Legen Sie nun die gequetschten Blätter dachziegelartig auf die schmerzende Stelle (Foto Seite 81).
- Darüber wird das Baumwolltuch gelegt und das Gelenk zum besseren Halt mit einem weiteren Geschirrtuch oder einer Mullbinde eingewickelt.
- Die Einwirkungszeit beträgt 1 Stunde, bei guter Verträglichkeit auch über Nacht.
- Nach dem Abnehmen der Kohlblätter sollten Sie die Auflagestelle sorgfältig mit warmem Wasser abwaschen. Ist die Stelle gerötet, behandeln Sie sie am besten mit einem Pflegeöl.
- Legen Sie eine solche Kohlauflage einmal täglich an, an mehreren Tagen hintereinander, bis eine Linderung eintritt.

Kohl

Kohl ist nicht nur im Essen gesund.

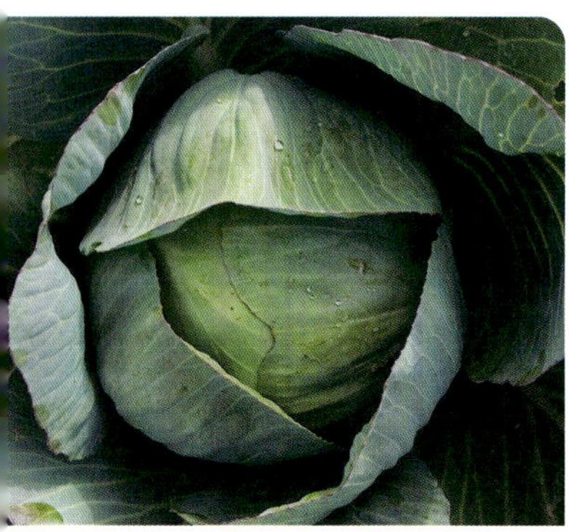

Wie gut, dass es die „Küchenapotheke" gibt! Somit haben wir Heilmittel wie dieses stets zur Hand. Zwar gilt Kohl (*Brassica oleracea*) gemeinhin als billiges „Arme-Leute-Essen", das zudem noch Blähungen verursacht, doch schon bei Kapitän Cook war Kohl als Vitamin-C-reiches Sauerkraut ein lebensrettendes Anti-Skorbut-Mittel. Das heißt, Kohl ist viel eher „Gesundheit, die schmeckt". Heutzutage belegen zahlreiche Studien die Heilkraft der vitamin- und mineralstoffreichen Kohlgewächse. Zum einen haben sie sich als wertvoll erwiesen für eine Ernährung, die vor Krebs schützen kann, zum andern bewährten sie sich als senföl- und schwefelhaltige Heilpflanzen zur äußerlichen Anwendung. Kohlwickel innerlich und äußerlich quasi.
Ein Kohlwickel, auf betroffene Hautstellen aufgelegt, fördert die Durchblutung der Umgebung und sorgt für einen verbesserten Stoffwechsel. Das entlastet die Gelenke, wirkt Schmerzen und Verspannungen entgegen und lindert entzündliche Gelenkschmerzen und rheumatische Beschwerden.
Zudem besitzen Kohlauflagen dank ihrer schwefelhaltigen Wirkstoffe die erstaunliche Fähigkeit, selbst über gesunde Haut die Flüssigkeitsabsonderung von tiefer liegendem oder krankem, benachbartem Gewebe anzuregen, Giftstoffe und Eiter

über die Haut abzuleiten, zu desinfizieren und Entzündungen zum Abklingen zu bringen. Deshalb sind sie ein probates Mittel bei Ekzemen, Akne, Nagelgeschwüren und Abszessen, die nach außen abzuleiten sind, bei Quetschungen und Narben (verheilen glatt und schmerzlos), ja selbst bei eitriger Bronchitis, Lungenentzündung und Asthma oder bei Venenentzündung.

Was Kohl sonst noch kann

- Essen ist Medizin: Roh gegessen bzw. getrunken vermag Kohl mit seinen „Anti-Ulcus-Stoffen“ eine Magen-Darmschleimhaut-Entzündung, ein Magengeschwür und Sodbrennen zu lindern: 4 Wochen lang täglich ¼ l Weißkohlsaft genießen (bei Unverträglichkeit den Saft würzen mit Basilikum und/oder Kümmel).
- „Natürliche Krebsvorsorge“: Alle Kohlarten enthalten sekundäre Pflanzenstoffe (Sulforaphane, Carotinoide, Flavonoide, Glukosinulate, Phenolsäuren und Sulfide), die als „Antikrebssubstanzen“ gelten. Also regelmäßig Kohl essen!
- Stärkung der Abwehrkräfte und Hilfe bei Dauermüdigkeit und Erschöpfung kann eine vierwöchige Kohlkur bringen: Essen Sie dreimal pro Woche ein Kohlgericht als Hauptmahlzeit, roh oder gekocht.

Welcher Kohl?

Für Kohlwickel können zwei Kohlarten eingesetzt werden, Weißkohl und Wirsing. Es gibt keine wissenschaftliche Untersuchung dazu, welche Kohlsorte wann besser wirkt. Die Erfahrung hat aber gezeigt, dass Wirsing besser geeignet ist bei chronischen rheumatischen Beschwerden und der Weißkohl eher bei akuten Entzündungen, etwa bei einer Brustentzündung einer stillenden Mutter.

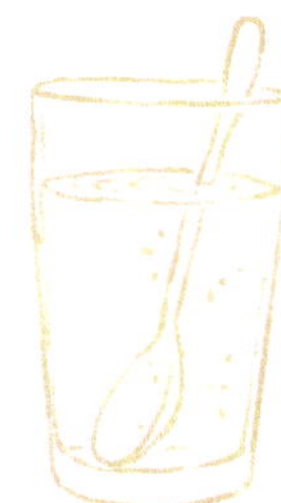

! Kohlauflagen können, insbesondere bei Gelenkentzündung oder Rheuma, durch die Anregung des Heilungsprozesses vorübergehend eine Zunahme der Schmerzen verursachen. Dann spricht man von einer Erstverschlimmerung, die aber nur den Beginn der Heilung anzeigt. In der Regel werden die Schmerzen bei der zweiten oder dritten Anwendung weniger. Besteht eine Unverträglichkeit gegenüber Kohl, sollten Sie jedoch auf Kohlwickel verzichten. Wegen seiner hautreizenden Eigenschaften eignet sich Kohl auch nicht für Säuglinge und Kleinkinder.

INGWERWICKEL

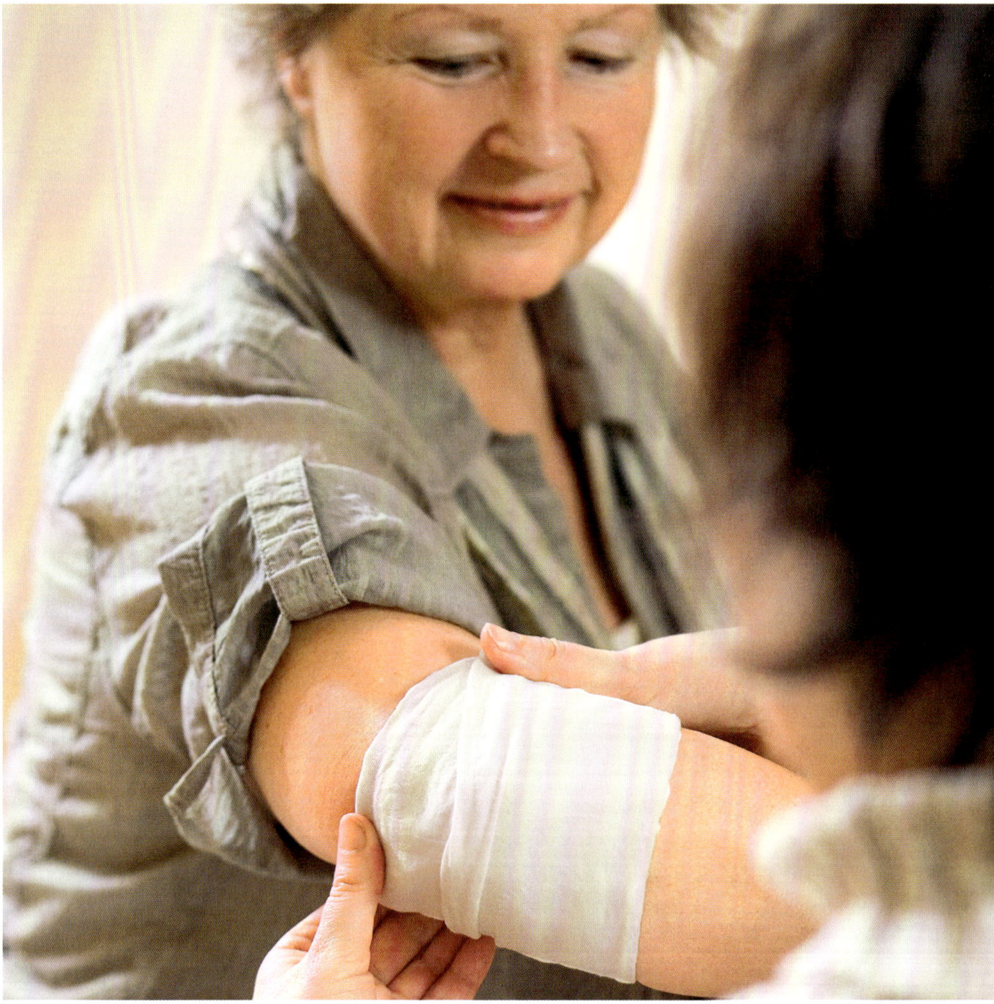

Den Wickel schnell mit einem Außentuch fixieren.

Der Ingwerwickel zeichnet sich durch eine intensive Erwärmung des Gewebes aus, die noch lange anhält und nachwirkt.

Die Inhaltsstoffe des Ingwers wirken nicht nur als Tee angenehm und lang anhaltend erwärmend, auch im Wickel ist diese Eigenschaft deutlich spürbar. Daher tun Ingwerwickel überall da gut, wo Wärme gebraucht wird, bei chronischen Gelenkbeschwerden ebenso wie bei Verschleißerscheinungen, rheumatischen Beschwerden, Muskelverspannungen und „Tennis-Ellenbogen“, aber auch bei Verdauungsbeschwerden, Blasenentzündung, Husten oder Bronchitis.

Man kann diesen Wickel aus der frischen Knolle zubereiten oder aus Ingwerpulver. Die frische Knolle (botanisch korrekt spricht man von einem Rhizom) ist in der Wirkung deutlich intensiver als das Pulver, hat aber eine leicht hautreizende Eigenschaft. Deshalb ist der Ingwerwickel nicht für kleine Kinder geeignet.

Das brauchen Sie

- frische Ingwerknolle oder Ingwerpulver in Bio-Qualität
- Reibe oder Messer
- kleines Schälchen
- Haushaltspapier oder Taschentuch
- Geschirrtuch zum Auswringen
- Außentuch, z. B. weiteres Geschirrtuch, Frotteehandtuch oder Schal
- Schüssel
- Sieb
- heißes Wasser
- Haushaltshandschuhe

So geht es

- Geben Sie 2 Esslöffel sehr klein geschnittenen oder fein geraspelten frischen Ingwer (alternativ 2 Esslöffel Ingwerpulver) in ein Schälchen.
- Rühren Sie den Ingwer mit 150 ml heißem Wasser an und lassen Sie ihn 5–10 Minuten ziehen.
- Falten Sie ein Taschentuch oder Haushaltspapier auf die Größe der Auflagefläche, rollen Sie es auf, packen Sie es in das Auswringtuch (Geschirrtuch) ein und legen es damit in die Schüssel.
- Gießen Sie den Ingwersud über ein Sieb ab und gießen Sie ihn dann über das Tuch in der Schüssel. Geben Sie noch frisches heißes Wasser dazu, bis das Tuch gut bedeckt ist.
- Ziehen Sie Haushaltshandschuhe als Hitzeschutz an und wringen Sie die durchtränkte Auflage mithilfe des Auswringtuchs gut aus – je trockener sie ist, desto hautverträglicher ist sie.
- Entfernen Sie nun das Auswringtuch und legen den Wickel vorsichtig (nach einer Temperaturprüfung) auf bzw. um das betroffene Gelenk.
- Jetzt müssen Sie das Ganze noch mit dem Außentuch befestigen, und zwar möglichst rasch, um ein Auskühlen zu vermeiden.
- Der Ingwerwickel bleibt so lange liegen, wie es sich angenehm anfühlt, in der Regel 10–30 Minuten.
- Am besten wendet man diesen Wickel einmal täglich an mehreren Tagen hintereinander an.

! Bei Kindern unter 6 Jahren sollten Sie Ingwer generell noch nicht verwenden. Genausowenig sollten Sie Ingwerwickel anwenden, wenn an dem betroffenen Bein oder Arm eine akute Entzündung, ausgeprägte Krampfadern oder Sensibilitätsstörungen (Taubheitsgefühl) vorliegen, auch nicht bei einem Bedürfnis nach Kälte bzw. Kühle oder einer Unverträglichkeit gegenüber Ingwer.
Bei äußerlicher Anwendung kann es (selten) zu einer allergischen Hautentzündung kommen. Auch sind Veränderungen der Traummuster möglich, bei starker Überdosierung wurden sogar vereinzelt Halluzinationen beschrieben. Innerlich eingenommen führt Ingwer manchmal zu Sodbrennen oder Kopfschmerzen. Bei Gallensteinleiden oder einer Nierenerkrankung sollte er nicht eingesetzt werden.

Ingwer wärmt rundum – innen und außen.

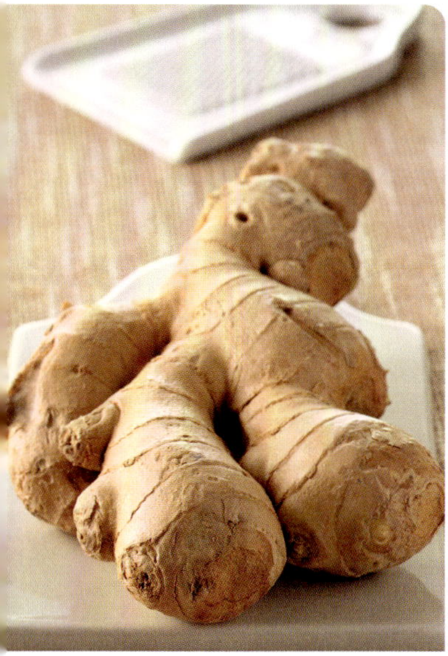

Ingwer

Ingwer (*Zingiber officinalis*), eine schilfartige Pflanze mit saftstrotzendem, knollig-dickem Wurzelstock, Rhizom genannt, gedeiht in tropischen Landen und soll der Sage nach aus dem „Garten Eden" kommen. Bei uns gehört er heutzutage in die gehobene Küche und verleiht Speisen und Getränken eine unnachahmliche Würze, aromatisch scharf mit blumig-zitronigem, leicht bitterem Beigeschmack. Man findet ihn praktisch in jedem gut sortierten Lebensmittelladen. Bevorzugen Sie aber auf alle Fälle Bio-Qualität! Der Großteil der ätherischen Öle, die für die Heilkraft verantwortlich sind, sitzt nämlich direkt unter der Schale, und die können Sie bei Bio-Ingwer mitverwenden. Sei es für die Küche oder zum Heilen: Schälen Sie frischen Ingwer deshalb am besten gar nicht oder allenfalls nur ganz dünn.
Ingwer ist eine „heiße Knolle", ob sie nun innerlich genossen das „Verdauungsfeuer" anregt und Erkältungen vorbeugt oder ob sie, äußerlich „zum Wickeln" eingesetzt, die Durchblutung fördert und wärmt. Darum nimmt man Ingwer in der Heilkunde immer dort, wo der Körper diese stimulierende, leicht hautreizende Wärme braucht, also bei rheumatischen Muskel- und Gelenkbeschwerden, zur Schleimlösung bei Bronchitis, bei Durchblutungsstörungen und „ewig kalten" Händen und Füßen oder bei Kopfschmerzen, die durch Verspannung ausgelöst wurden. Bei Gelenkschmerzen hat sich Ingwer im Wickel besonders gut bewährt, weil die in seinem ätherischen Öl enthaltenen Gingerole in ihrer chemischen Struktur der Salicylsäure (Aspirin-Wirkstoff) ähneln und wie diese schmerzstillend und entzündungshemmend wirken.

Ingwerbad

Frische Ingwerknolle (ca. 5 cm) reiben, mit 2 l heißem Wasser übergießen, bedeckt 15 Minuten ziehen lassen, abfiltrieren und den Ingwersud dem eingelaufenen Badewasser zugeben. 20 Minuten lang das durchwärmende Bad genießen.

Was Ingwer sonst noch kann

- Ingwertee: ½–1 Teelöffel (ca. 1 g) frisch zerkleinerte Ingwerwurzel auf 1 Tasse heißes Wasser; hilft bei Verdauungsbeschwerden, Reisekrankheit (Schwindel, Übelkeit, Erbrechen), Erkältung und Infektanfälligkeit, rheumatischen Beschwerden und Kältegefühl.
- Ingweröl: Frischen Ingwer reiben, den Saft durch ein Mulltuch auspressen; 1 Teil Ingwersaft mit 5 Teilen Sesamöl vermischt ergibt ein wärmendes, durchblutungsförderndes Öl, das rheumatische Muskel- und Gelenkbeschwerden, Menstruationskrämpfe und Spannungskopfschmerzen lindert.

BOCKSHORNKLEE-AUFLAGE

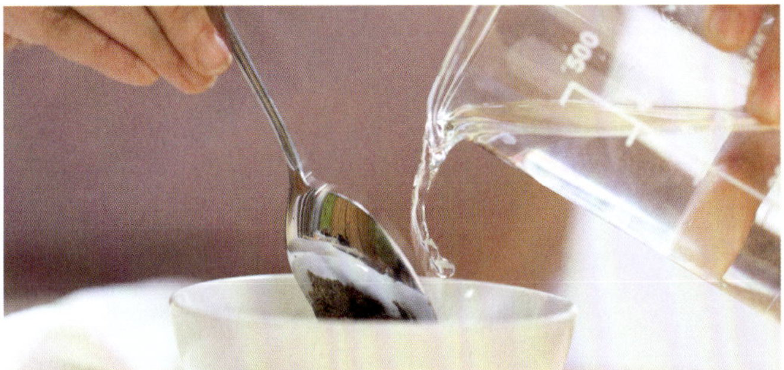

Sanft, duftend und wohltuend bei Gelenkbeschwerden.

Auflagen mit Bockshornklee kommen vor allem bei chronischen Gelenkbeschwerden zum Einsatz, sei es eine Gelenkentzündung, Verschleißerscheinung, Sehnenscheidenentzündung oder ein „Tennis-Ellenbogen".
Die in der Reife würzig duftenden Samen des Bockshornklees eignen sich wunderbar für einen Breiumschlag bei Entzündungen. Der Brei kann warm oder kalt, je nach Bedürfnis, aufgelegt werden. Die spezifischen Inhaltsstoffe wirken durchblutungsfördernd und damit erwärmend und bringen Entzündungen zum Abklingen.

Bockshornklee als Brei, kalt oder warm aufgelegt – eine altbekannte Maßnahme, die fast schon in Vergessenheit geraten ist.

Das brauchen Sie

- ca. 100 g pulverisierte Bockshornklee-Samen (in Apotheken erhältlich)
- kleines Tuch (Papiertaschentuch, Küchenpapier oder Stofflappen)
- kleine Schüssel, Löffel
- etwas Wasser (kühl bei akuten Schmerzen, warm bei chronischen Schmerzen)
- Mullbinde oder Geschirrtuch

So geht es

- Füllen Sie das Bockshornkleesamen-Pulver in eine Schüssel (je nach gewünschter Größe der Auflage 2–4 Esslöffel) und rühren Sie es mit etwas Wasser zu einem streichfesten Brei an.
- Streichen Sie den Brei etwa 1 cm dick auf das Tuch.
- Schlagen Sie dann alle Seiten so nach oben um, dass die Unterseite einlagig bleibt.

- Das fertige Päckchen wird nun auf die schmerzende Stelle gelegt und mit einer Binde oder einem größeren Tuch befestigt.
- Lassen Sie die Auflage 30 Minuten bis 2 Stunden liegen, solange es eben angenehm ist.
- Einmal täglich anwenden, bis die Beschwerden abklingen.

Bockshornklee, griechischer

Hat eine lange Heilgeschichte: der Bockshornklee.

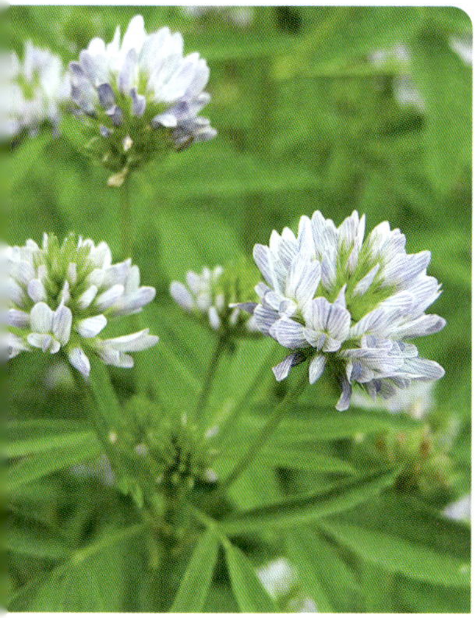

Bockshornklee, auch „Griechisches Heu" genannt (*Trigonella foenum-graecum*), ist im Mittelmeergebiet, in der Ukraine, in Indien und Südwestasien zu Hause. Verwendet werden seine pulverisierten Samen, denen ein eigenartig würziger Geruch anhaftet. In der Küche ist er oft Bestandteil von Currymischungen und als magenstärkendes, anregendes Gewürz bekannt.
Schon im alten Ägypten verwendete man die jungen Schösslinge als Gemüse und die Samen für die Behandlung von Brandwunden und Geschwülsten. Damals wie heute werden sie aufgrund ihres Schleimgehalts und Wärmespeichervermögens als ein entzündungshemmender, erweichender, schmerzlindernder Breiumschlag gebraucht, und zwar bei Hautentzündungen, Ekzemen und zum Aufweichen von Furunkeln und Karbunkeln. Auch wenn nicht jeder den Currygeruch mag: Bei „Tennis-Ellenbogen" und Sehnenscheidenentzündung haben sich heiße oder auch kühle Bockshornklee-Auflagen bestens bewährt. Bei entzündlichen rheumatischen Schmerzen sind sie zumindest einen Versuch wert. Nicht zuletzt lindert so ein Breiumschlag Nasennebenhöhlenentzündung und Atemwegsbeschwerden. Anstelle eines Breiumschlags können Sie auch Bockshornkleesamen-Tee als Kompresse verwenden und auf die erkrankte Stelle legen.

Was Bockshornklee sonst noch kann

- Speisewürze: Die Samen dienen als appetitanregendes Brot- oder Käsegewürz, die Keimlinge als Zutat in Salaten.
- Tee: 1 Teelöffel (ca. 3 g) Samen mit kochendem Wasser überbrühen, 10 Minuten ziehen lassen. Der Tee hat sich bewährt als auswurfförderndes, entzündungshemmendes, schwach antiseptisches Hustenmittel, bei Halsschmerzen, Magengeschwür und erhöhten Blutfettwerten sowie zur Förderung der Milchbildung bei stillenden Müttern.
- Traditionell: Samen und Keimsprossen als stärkende Aufbaunahrung.
- Für Frauen: Neben seinen Schleimstoffen und ätherischen Ölen enthält er progesteronähnliche Steroidsaponine, die bei Wechseljahresbeschwerden eingesetzt werden.

! Bei wiederholter äußerlicher Anwendung kann es zu unerwünschten Hautreaktionen kommen.
Nicht anwenden sollten Sie diese Auflage bei Säuglingen und wenn eine Unverträglichkeit gegenüber Bockshornklee vorliegt oder wenn der Patient den eigenwilligen Geruch der Samen überhaupt nicht mag.

SALZWICKEL

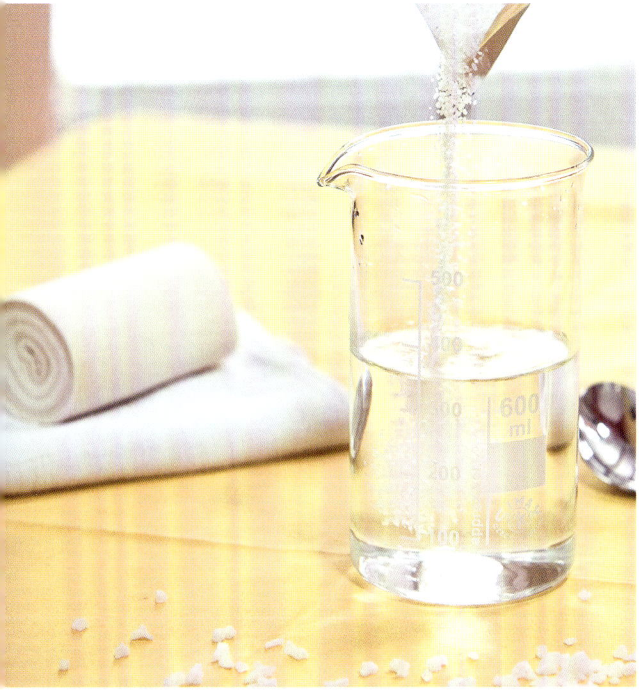

Salz in Wasser auflösen, dann haben Sie Sole.

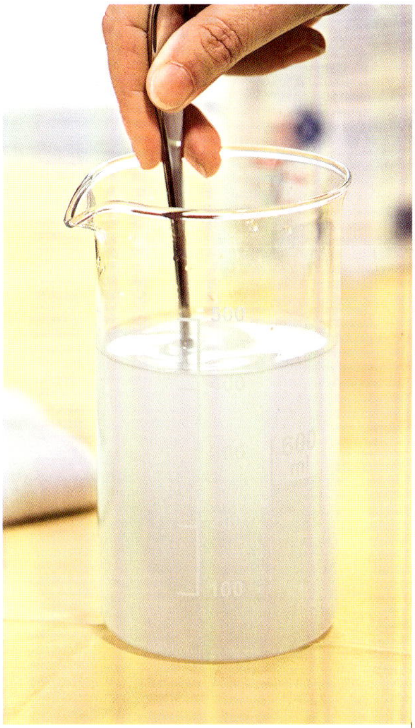

Sole entspannt die Muskeln.

Salz oder auch Soleanwendungen haben ihre Tradition in der Badekultur mit Thermalquellen und in der Entstehung von Kurhäusern. Heute sind sie in der Gesundheitsförderung und im Wellnessbereich sehr beliebt. Als Wickel wirken sie abschwellend bei Wasseransammlungen in den Gelenken und lösen Stauungen auf.
Der Griff zur Salzlösung (Sole) empfiehlt sich bei Gelenkentzündungen (Arthritis), Wasseransammlungen, Schweregefühl in den Beinen (durch Venenbeschwerden) und bei Gicht. Auch zur Kühlung bei Verstauchungen und Prellungen leistet Sole gute Dienste.

Ob kalt oder warm, Salzanwendungen sind angenehm wohltuend im Wickel und immer schnell zur Hand.

Das brauchen Sie

- Meersalz, hochwertiges Badesalz (z. B. vom Toten Meer)
- Leinen- oder Baumwolltuch, z. B. Taschentuch, Geschirrtuch
- kleine Schüssel
- etwas Wasser (kühl bei akuten Schmerzen, warm bei chronischen Schmerzen)

- Mullbinde oder Geschirrtuch zum Befestigen
- gegebenenfalls auch Baumwollsocken bei einer Anwendung an den Fußgelenken

So geht es

- Stellen Sie zunächst eine 5-prozentige Salzlösung her, indem Sie 50 g Salz in 1 l Wasser auflösen (entsprechend 25 g Salz auf ½ l Wasser).
- Bei akuten Beschwerden sollten Sie dazu eher kühles Wasser verwenden, bei chronischen Beschwerden warmes Wasser.
- Das Baumwoll- oder Leinentuch wird in die Sole getaucht, gut ausgewrungen und um das betroffene Gelenk gewickelt.
- Befestigen Sie den Wickel mithilfe eines trockenen Tuchs oder einer Mullbinde. Bei einem Fußgelenkwickel können Sie stattdessen auch Baumwollsocken darüberziehen, das hält am besten.
- Lassen Sie die Auflage mindestens 30 Minuten lang liegen oder solange sie als angenehm empfunden wird.
- So einen Solewickel können Sie ohne weiteres mehrmals täglich anwenden.

! Wie immer bei Wickeln sollten Sie auch Salzwickel nicht über offenen Wunden anlegen. Aber auch bei Hautentzündungen und besonders empfindlicher Haut nehmen Sie besser davon Abstand.

Salzwasser oder Sole

Lindern kann so einfach und kostengünstig sein, zum Beispiel mit Wasser und Salz. Salz ist das wichtigste Würzmittel überhaupt, es intensiviert den Eigengeschmack von Lebensmitteln, konserviert und ist unverzichtbar für den menschlichen Körper. Um Salz in gelöster Form geht es bei dem seit Jahrtausenden bekannten Heilmittel, der Sole. Sole ist nichts anderes als salzhaltiges Wasser mit einem hohen Gehalt an Mineralsalzen wie Jod, Schwefel oder Radon. Sole – medizinisch als solche bezeichnet bei einem Salzgehalt von 1,5–6 Prozent – ist ein anerkanntes Arzneimittel, das innerlich angewendet wird als Trinkkur, Spülung oder Inhalation oder äußerlich als Bad oder Umschlag bei Haut- und Atemwegserkrankungen oder Gelenkbeschwerden.

Legt man bei Gelenkbeschwerden einen Solewickel an, reagieren die gelösten Salze mit der Haut. Die Folge ist, dass die Gefäße sich weiten. Das entspannt die Muskeln, entlastet die Gelenke, die Schmerzen lassen nach und die Beweglichkeit – etwa bei Rheuma, Arthrose oder degenerativen Veränderungen der Wirbelsäule – wird gefördert. Ein Salzwickel entstaut und lässt somit Ödeme besser abschwellen. Doch das ist noch nicht alles. Das Salz im Wasser sorgt auch dafür, dass das Wasser länger kühl bleibt, und das lindert Entzündungen.

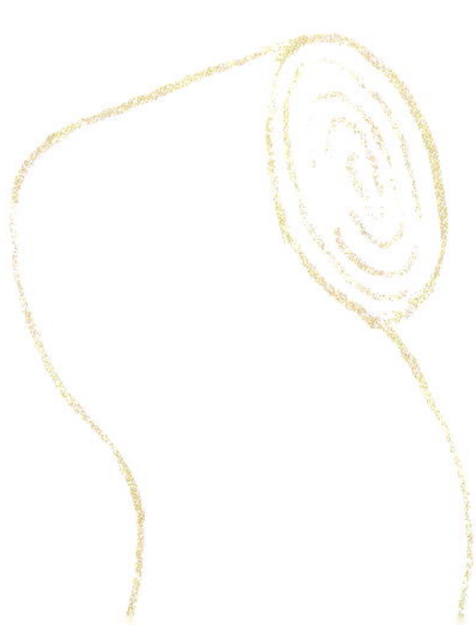

Was Sole sonst noch kann

- Inhalieren mit Sole oder Nasenspülung mit 0,9-prozentiger isotonischer Kochsalzlösung bei Nasennebenhöhlenentzündung, Schnupfen, Bronchitis oder Asthma wirkt entzündungshemmend, lässt die Schleimhaut abschwellen, reinigt die Atemwege, löst Sekrete und dämpft den Hustenreiz.
- Wassergymnastik im Solebecken: Durch den verstärkten Auftrieb ist ein leichteres, schmerzfreieres Bewegen möglich, selbst bei stark geschädigten, kaum belastbaren Gelenken.
- Sole-Zahncreme, Zahnsalz, Salzkauen regt durch Osmose den Speichelfluss und die physiologische Selbstreinigung der Mundflora an, beugt Karies und Plaquebildung vor, neutralisiert schädliche Säuren, hemmt die Neubildung von Zahnstein und vermindert nicht zuletzt Zahnfleischbluten und Mundgeruch.
- Salzsocken wirken durchblutungsfördernd, wärmend und schmerzlindernd bei chronisch kalten Füßen, einer Entzündung an den Zehen oder Gicht. Ein Paar Baumwollsocken wird dazu in 3- bis 5-prozentige Sole getunkt, ausgewrungen und angezogen, ein Paar dicke Wollsocken darüber; das Ganze etwa 1 Stunde an den Füßen lassen.

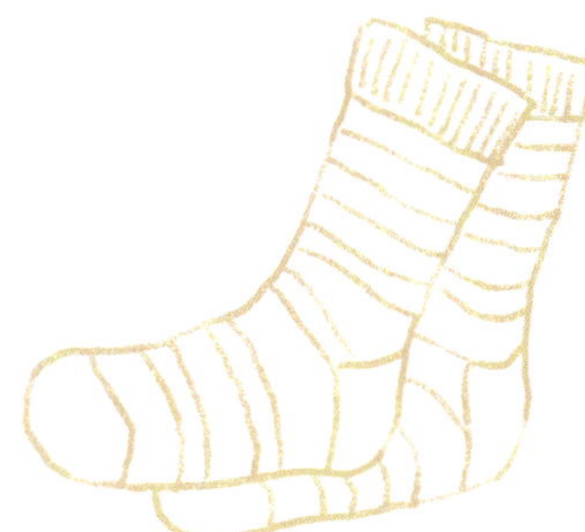

SOLEBÄDER

Ein Bad in einem warmen Wasser mit bis zu 6-prozentigem Salzgehalt kann sehr hilfreich sein bei Schuppenflechte, Neurodermitis, Akne, Asthma, Bronchitis, Nasennebenhöhlenentzündung oder bei Stoffwechselstörungen. Durch den hohen Salzgehalt kommt es zur Osmose zwischen Körper und Sole, das heißt, der Körper gibt vermehrt Giftstoffe ans Badewasser ab und nimmt vermehrt Mineralstoffe und Spurenelemente daraus auf. Das regt den Stoffwechsel sowie Entgiftungsprozesse an und lindert die Beschwerden.

KÖRNERKISSEN

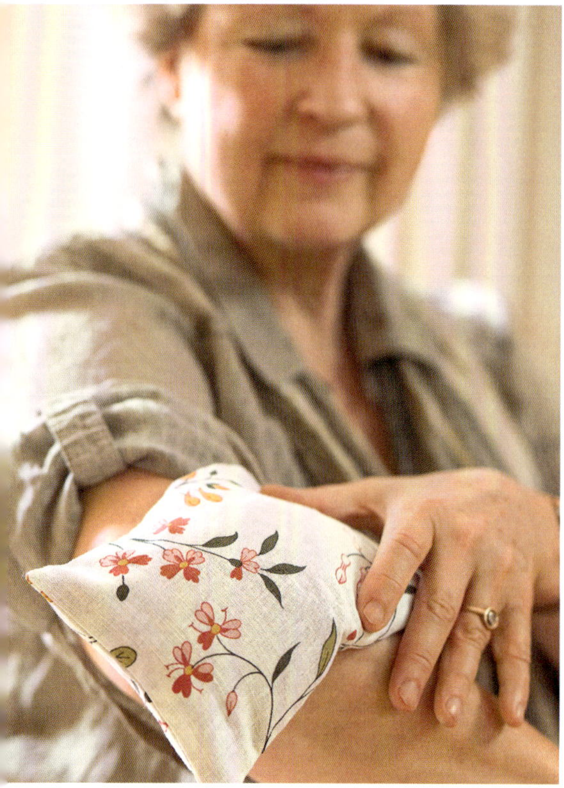

Das Körnerkissen kann kühlen oder wärmen.

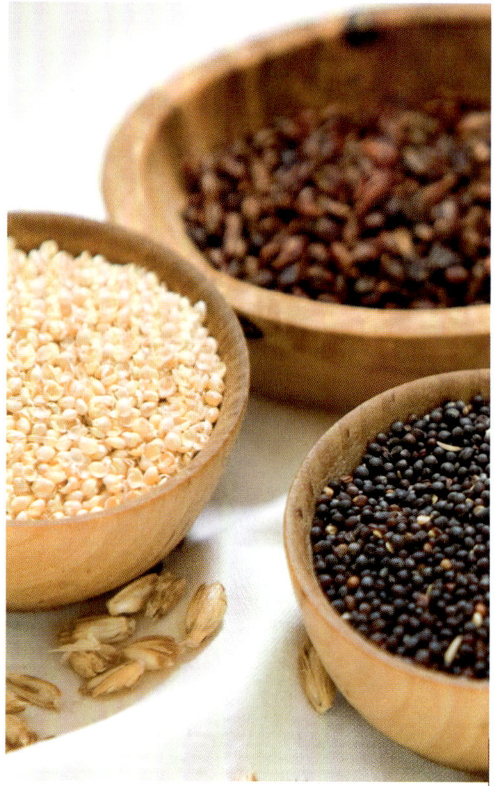

Eine bunte Auswahl von Körnern eignet sich.

Kissen, gefüllt mit Rapskörnern, Traubenkernen, Getreidekörnern, Dinkel- oder Hirsespelzen, sind eine Wohltat für schmerzende Gelenke.

Ob Verspannungen, Gelenkschmerzen oder rheumatische Beschwerden, der Griff zum Körnerkissen verspricht stets Linderung. Auch zur Entspannung, zur Förderung der Beweglichkeit der Gelenke und zum Kühlen oder Wärmen leistet ein solches Kissen gute Dienste.

Kühl oder warm aufgelegte Kissen mit diversen Körnern, Samen oder Spelzen schmiegen sich auch an kleine Gelenke angenehm an und lindern bei Schmerzen. Dabei haben die verschiedenen Füllmaterialien jeweils ihre speziellen Vorzüge: Traubenkerne etwa eignen sich besonders gut als Füllung für Wärmekissen und Kältekissen. Getreidekissen (Dinkel, Weizen, Roggen) können nicht nur die Wärme gut speichern, sie geben sie dann ganz langsam wieder ab. Beim Kneten/Massieren eines Säckchens mit Rapssamen wird automatisch die Beweglichkeit der Gelenke gefördert. Dinkel- und Hirsespelzen sind leichte, gute Wärmeträger.

Das brauchen Sie

- kleines Kissen, je nach Vorliebe gefüllt mit Körnern, Samen oder Spelzen
- zum Kühlen Plastiktüte als Nässeschutz
- eventuell Befestigungsmaterial, z. B. Tuch oder Schal

So geht es

- Ein Körnerkissen kann warm oder kalt aufgelegt werden, je nach Bedürfnis.
- Zum Erwärmen legen Sie es einfach auf einen Heizkörper, den Kachelofen oder eine sonstige Wärmequelle – nur nicht in die Mikrowelle (Brandgefahr!).
- Für eine Kälteanwendung sollten Sie das Kissen zunächst als Schutz gegen Nässe in eine Plastiktüte packen, bevor Sie es für einige Stunden ins Gefrierfach legen.
- Legen Sie dann das warme oder kalte Kissen auf die schmerzende Stelle und fixieren Sie es mit einem Tuch oder Schal.
- Lassen Sie das Kissen so lange liegen, wie es als angenehm empfunden wird.

! Bei einer Allergie gegen bestimmte Inhaltsstoffe, die in einer der „Füllkörner“-Arten enthalten sind, sollten Sie bei der Füllung Ihres Körnerkissens auf eine andere Körnerart ausweichen. Einfach gesagt: Verwenden Sie beispielsweise nicht gerade Weizen als Kissenfüllung, wenn Sie auf Weizenmehl allergisch sind.

Körnerkissen

Zwar sind Kirschkerne die bekanntesten und beliebtesten Kerne eines „Körnerkissens“, aber beileibe nicht die einzigen. Auch Granatapfel-, Himbeer-, Holunderbeer-, Johannisbeer-, Raps- oder Traubenkerne, Amaranth, Leinsamen oder Buchweizenschalen, Dinkelspelzen, Hirse, Roggen oder Weizen können Sie verwenden. Ausgewählt werden die Kissen-Körner nicht aufgrund ihrer „inneren Werte“, denn sie werden ja nicht aufgeschlossen, sondern allein nach ihrer Größe, Anschmiegsamkeit oder den physikalischen Eigenschaften, vor allem, wie gut sie Wärme oder Kälte zu speichern vermögen.
Ihrer Korngröße nach sind Kirschkerne eher als grob zu bezeichnen, Dinkel, Roggen, Weizen, Trauben- und Granatapfelkerne können mittelgroß genannt werden, Leinsamen, Rapssamen und Holunderkerne gelten als fein, Amaranth und Johannisbeerkerne schließlich sind sehr fein.
Körnerkissen werden ähnlich eingesetzt wie Kirschkernsäckchen (Seite 115), sind wie diese sowohl Wärme- als auch Kälteträger und werden wie diese erwärmt oder eben gekühlt.

Dinkelspelzen sind angenehm leicht.

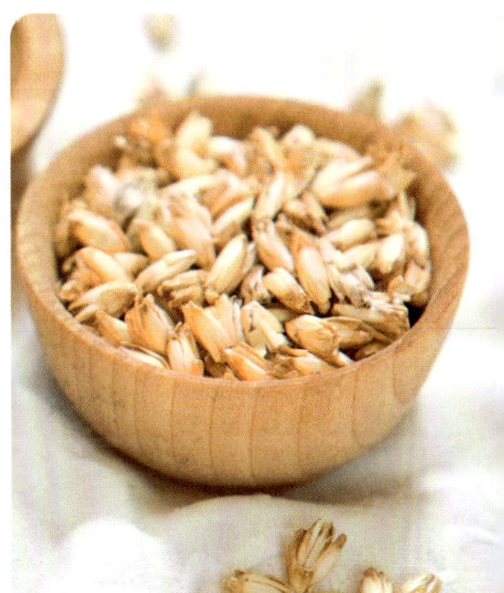

Wenn der Rücken schmerzt

Statistisch gesehen sind Rückenschmerzen bei uns nach den Erkältungskrankheiten der häufigste Grund, warum Menschen zum Arzt gehen. Schätzungen zufolge leidet mehr als die Hälfte der Deutschen mindestens einmal im Jahr unter Rückenschmerzen. Bei jedem Fünften werden die Beschwerden sogar chronisch. Von chronischen Rückenschmerzen spricht man, wenn die Schmerzen länger als 12 Wochen anhalten.
Die Ursachen für Rückenschmerzen sind vielfältig. Sie reichen von Bewegungsmangel, Fehlhaltung und einseitiger Belastung bis hin zu Stress und Überbelastung. Die gute Nachricht ist, dass man selbst viel gegen den Rückenschmerz tun kann, am besten mit gezielten Rückenübungen, Haltungsschulung und Muskeltraining, z. B. im Rahmen einer Physiotherapie oder auch im Fitnessstudio. Auch Abnehmen bei Übergewicht, rückenfreundliches Schuhwerk und geeignete Matratzen helfen spürbar, den Rücken zu entlasten. Aber es können sich auch ein Bandscheibenvorfall, eine Nervenreizung oder Verschleißerkrankungen hinter Rückenschmerzen verbergen. In jedem Fall ist eine ärztliche Untersuchung ratsam.

Ein Ölauszug aus Johanniskraut wärmt richtig angenehm bei Rückenschmerzen.

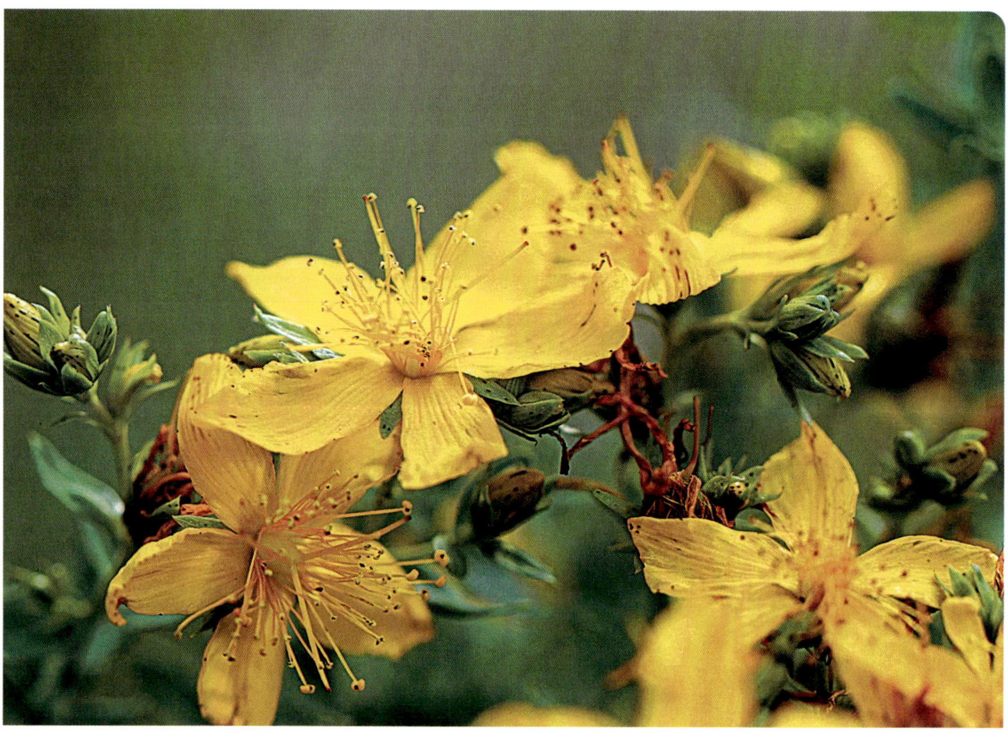

HEUBLUMENKISSEN

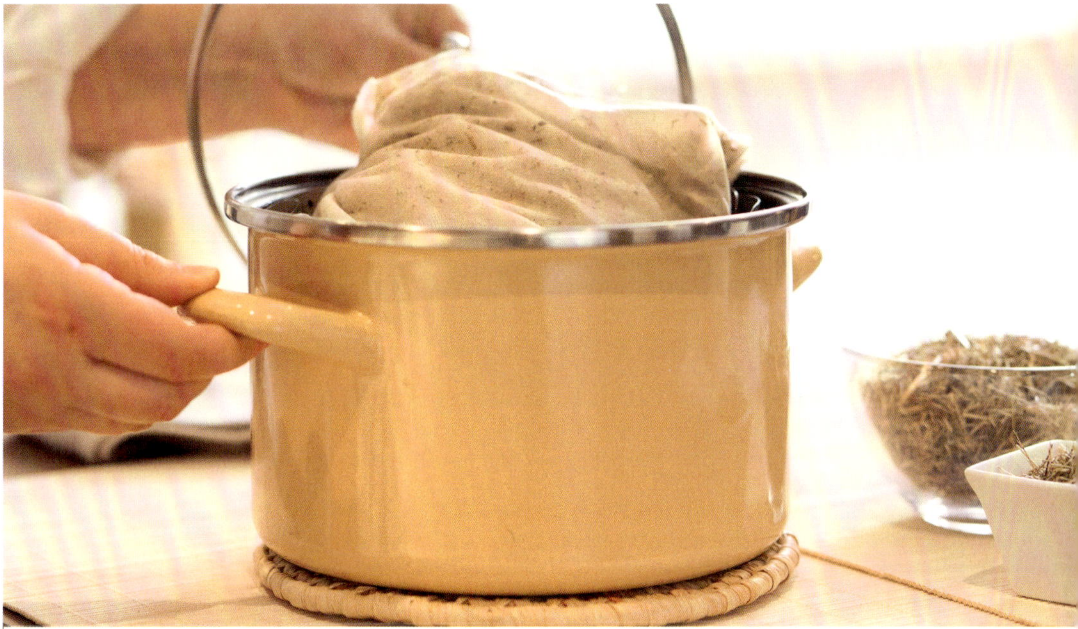

Das Heublumenkissen wird über dem Dampf erwärmt.

Ein Kissen mit Heublumen, die herrlich nach Sommerwiese duften, ist zum einen durch die Wirkstoffe der Heublumen angenehm schmerzlindernd und krampflösend, zum andern wird durch die Erwärmung der Stoffwechsel aktiviert.
Es lässt sich prima anwenden bei Verspannungen im Schulter-Nacken-Bereich, bei Muskelverspannungen oder chronischen Rückenschmerzen. Ebenso wird es aber auch eingesetzt bei krampfartigen Schmerzen im Magen-Darm-Bereich und chronischen Gelenkbeschwerden wie Rheuma oder Verschleißerscheinungen – eben überall da, wo Wärme guttut.

Heublumenkissen sind „das Schmerzmittel von der Wiese", effektiv und wohlduftend. Ein Klassiker aus der Kneipp-Therapie.

Das brauchen Sie

- Heublumenkissen (erhältlich in Apotheke, Reformhaus oder bei speziellen Anbietern (ab Seite 137)
- Topf mit Siebeinsatz zum Dämpfen, alternativ ein Dampfgarer
- Wasser
- Tuch zum Abdecken des Kissens
- Außentuch oder sonstiges Fixiermaterial zum Befestigen des Kissens

So geht es

- Erhitzen Sie in einem Topf ein wenig Wasser und erwärmen Sie das Heublumenkissen auf einem Siebeinsatz im Dampf. Das Heublumenkissen darf keinesfalls im Wasser liegen, es soll lediglich vom Dampf durchströmt werden.
- Alternativ können Sie das Kissen im Dampfgarer etwa 5 Minuten bei 100 °C erwärmen.
- Nach sorgfältiger Überprüfung der Temperatur (an der Innenseite des Unterarms) legen Sie das Kissen vorsichtig auf die schmerzende Stelle.
- Decken Sie das Kissen dann mit einem Tuch ab, damit die Kleidung nicht feucht wird, und befestigen Sie es mit einem engen Kleidungsstück (z. B. Unterhemd) oder mit einem Außentuch.
- Idealerweise bleibt das Kissen so lange liegen, wie es als angenehm empfunden wird.
- Im Hausgebrauch ist es möglich, das Kissen bei sorgfältiger Trocknung zwei- bis dreimal zu verwenden.

! Bei akuten Rückenschmerzen oder Nervenreizungen sollten Sie diese sehr wärmeintensive Auflage ebenso wenig anwenden wie bei offenen Wunden oder Hautirritationen, bei Sensibilitäts- und Wahrnehmungsstörungen sowie bei Säuglingen und Kleinkindern. Besondere Vorsicht ist auch bei betagten Menschen geboten.

Heublumen

Heublumen sind duftende, wohltuende Wärmeträger.

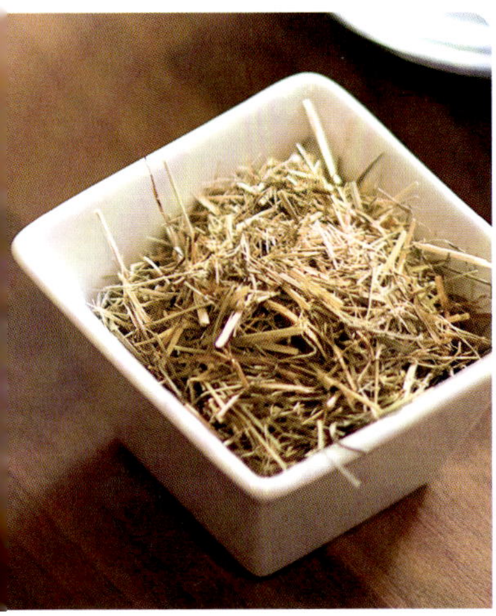

Heublumen, vom Apotheker *Graminis flos* oder auch *Flores graminis* genannt, sind Blüten, Samen, Stängel und Blätter verschiedener Wiesenpflanzen, vor allem Gräser, die nach dem Ernteschnitt das Heu bilden. Neben vielen anderen pflanzentypischen Inhaltsstoffen enthalten sie auch Cumarine. Diese lassen während des Trocknens den typischen Geruch von „Heu" entstehen. Cumarine sind lipophil (fettlöslich) und werden über die Haut schnell und gut aufgenommen. Sie sorgen für eine vermehrte Durchblutung, wärmen, lockern die Muskeln und entspannen. Heublumenauflagen gehören zu den besten und wichtigsten Anwendungen in der Arthrosetherapie, denn der erhöhte Gewebestoffwechsel beeinflusst die Schmerzfasern günstig und sorgt für eine bessere Durchblutung der Gelenke. Das wiederum fördert die Produktion von Gelenkschmiere, wodurch steife Gelenke beweglicher und schmerzfreier sowie rheumatische Beschwerden, „Hexenschuss" oder akute Muskelverspannungen gelindert werden. Außerdem verbessern Heublumen den Lymphabfluss und lassen somit Schwellungen nach Blutergüssen, Prellungen, Verstauchungen oder nach Unfällen, Knochenbrüchen oder Operationen schneller zurückgehen. Heublumenauflagen sind Wärmeträger ersten Ranges und lindern Schmerzen so gut, dass sie als „Morphium der Naturheilkunde" bezeichnet werden. Sie wirken kreislaufaktivierend und verstärken den Hautreiz an der Auflagestelle. Aufgrund der vermehrten Durchblutung geht die Wärmewirkung zwei- bis dreimal so tief wie bei einer einfachen Wärmflasche. Auf diese Weise entspannt oder unterstützt die Heublumenauflage auch die darunterliegenden inneren Organe. Bauch-, Darm-, Husten- oder Blasenkrämpfe werden dadurch spürbar schnell gelindert.

Was Heublumen sonst noch können

- Heublumen-Tee (4 Esslöffel Heublumen auf 1 l kochendes Wasser, 10 Minuten ziehen lassen) für Hand- oder Fußbäder bei rheumatischen Schwellungen oder Schmerzen, nach einer Prellung oder Verstauchung: Hand oder Fuß bei 40 °C 10 Minuten lang in dem Bad bewegen, danach warm halten.
- Feuchtwarme Dampfkompressen bei Verdauungsbeschwerden (in der Magengegend auflegen), zur Unterstützung der Leberfunktion und Entgiftung (im Leberbereich auflegen), bei Blasenentzündung (am Unterbauch auflegen) oder bei festsitzendem Husten (auf der Brust auflegen).
- Kühle Heublumenkompressen lindern einen akuten Gichtanfall.
- Heublumen-Fußbad bei Erkältung zur Mobilisierung der Abwehrkräfte.

! In sehr seltenen Fällen kommen bei Heublumenauflagen allergische Hautreaktionen vor. Auch Heuschnupfen ist möglich. Nicht anwenden sollten Sie Heublumenauflagen bei akuten entzündlichen Erkrankungen, offenen Verletzungen, akuten rheumatischen Schüben, Neuralgien und einer bekannten Allergie gegen Heublumen.
Besondere Vorsicht ist geboten bei betagten Menschen, weil die Anwendung sehr heiß ist. Aus demselben Grund sollten Sie sie bei Säuglingen und Kleinkindern nicht anwenden.

i Rundum-Wohlgefühl

Heublumenauflagen sind Klassiker der Kneipp-Therapie und überaus beliebt, weil sie, kurmäßig angewendet, so tief entspannen und damit auch die Lebensqualität steigern.

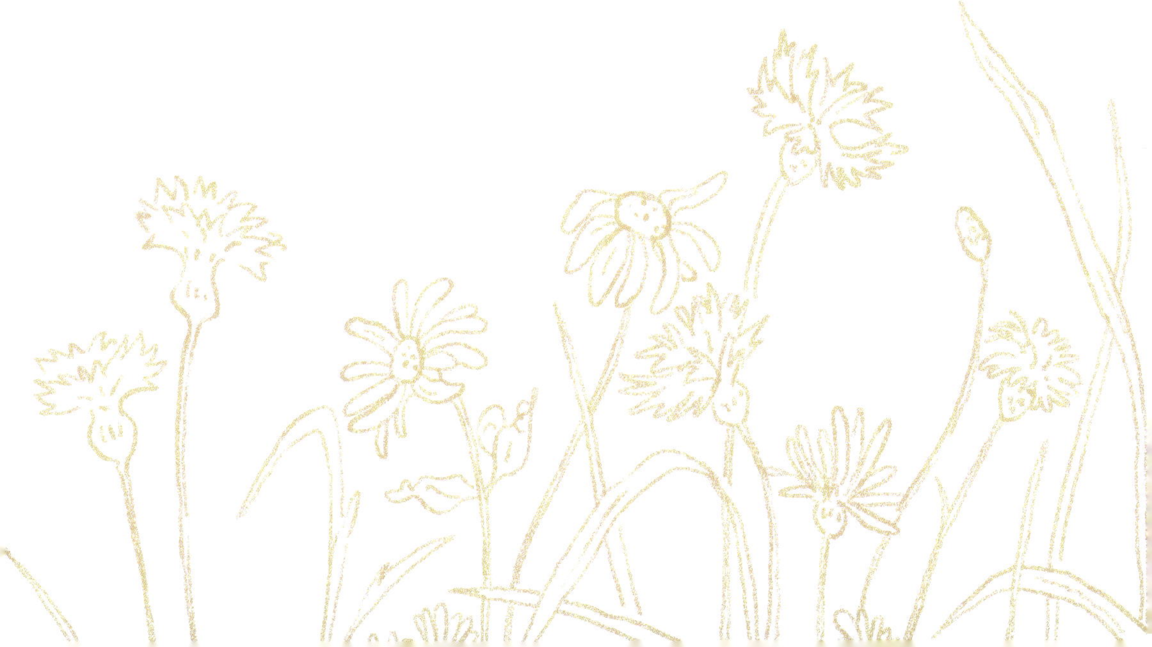

KARTOFFELAUFLAGE

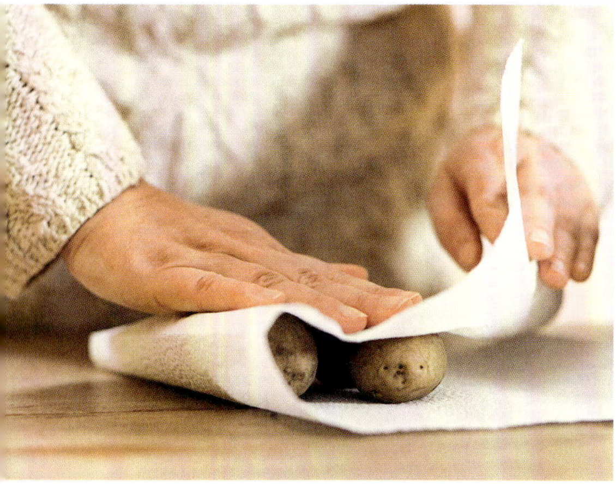

Die Kartoffeln mit der flachen Hand zerdrücken.

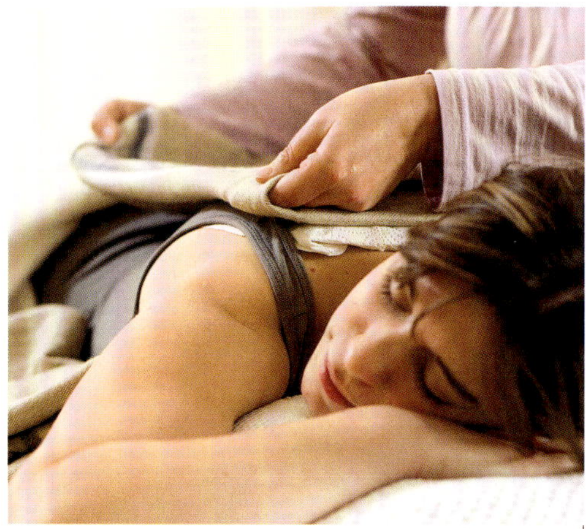

Das Päckchen mit einem Außentuch fixieren.

Eine intensive Wärmeanwendung aus der „Küchenapotheke", einfach in der Handhabung, aber sehr heiß.

Die Kartoffelauflage ist ein intensiver Wärmeträger. Gekochte Kartoffeln speichern die Hitze lange und geben sie nur langsam wieder ab. Bevor eine Kartoffelauflage angelegt wird, muss sie zuerst etwas abgekühlt werden, eben weil sie zu Beginn so heiß ist.
Man wendet sie an bei Verspannungen im Nacken-Schulter-Bereich und am Rücken, ebenso bei Husten, Bronchitis und Ohrenschmerzen.

Das brauchen Sie

› zwei bis sechs mittelgroße Bio-Kartoffeln, je nach Größe der schmerzenden Stelle
› ein bis zwei Papiertücher, z. B. Haushaltspapier oder Papiertaschentücher
› Geschirrtuch oder Stoffwindel
› Außentuch, Schal oder eng anliegendes Kleidungsstück zur Befestigung

So geht es

› Kochen oder dämpfen Sie die Kartoffeln, bis sie gut weich sind.
› Nehmen Sie sie noch heiß aus dem Kochtopf und wickeln Sie sie in ein Papiertuch ein. Umhüllen Sie dann das Päckchen zusätzlich mit einem Geschirrtuch.

- Nun wird das gesamte Kartoffelpäckchen mit der flachen Hand zerdrückt, damit die Kartoffelmasse rund 2 cm dick wird und gut auflegbar ist.
- Jetzt heißt es einige Minuten abwarten, bevor die Auflage angelegt wird, da sie zunächst noch sehr heiß ist. (Prüfen Sie unbedingt am Unterarm die Temperatur des Päckchens auf Hautverträglichkeit!)
- Legen Sie dann die Kartoffelauflage vorsichtig auf die schmerzende Stelle und warten Sie kurz ab, ob sie sich auf der Haut nicht doch noch zu heiß anfühlt. Gegebenenfalls müssen Sie sie nochmals für ein paar Minuten abnehmen, bis die Wärme endgültig vertragen wird.
- Ziehen Sie ein Kleidungsstück darüber und/oder befestigen Sie das Kartoffelpäckchen mithilfe eines Außentuchs oder einer Strumpfhose (Seite 18).
- Lassen Sie das Kartoffelpäckchen so lange aufgelegt, wie es warm ist, gewöhnlich etwa 1 Stunde.
- Zuletzt werden die Kartoffeln mitsamt dem Küchenpapier entsorgt. Sie sind nur zum einmaligen Gebrauch geeignet.
- Die Anwendung erfolgt einmal täglich, bis die Beschwerden abklingen.

Kartoffel

Es gab Zeiten, da waren Kartoffeln bei uns ein „Arme-Leute-Essen“. Heute aber sind sie längst als gesunde Delikatesse anerkannt – und zudem als bewährtes Heilmittel aus der „Küchenapotheke“. Ihre kostbaren Eiweiße, Kohlenhydrate, Mineralstoffe und Vitamine kommen als „Wickel“ nicht zum Tragen, auch wenn ein frisch zubereitetes Kartoffelpäckchen ungemein gut und appetitanregend duftet. Nein, in diesem Fall ist es nicht zum Essen gedacht! Kartoffelwickel, richtiger gesagt Kartoffelauflagen, sind deshalb so wirksam, weil sie einen sehr lang anhaltenden, feuchten Wärmespeicher darstellen, der kalte, verhärtete, verspannte Körperstellen intensiv durchwärmt und entspannt. Zugeführte Wärme weitet immer die Blutgefäße. Das fördert die Durchblutung, entspannt und lindert den Schmerz. Und nicht selten schläft man(n) dabei ein.

Eine heiße Kartoffelauflage lindert nachhaltig Arthrose-Beschwerden und wirkt schmerzlindernd und muskelentspannend bei Rückenbeschwerden (wer hat die nicht?). Als feucht-heißer Brustwickel erweitert und entkrampft sie die Atemwege, als Halswickel lindert sie Halsweh, als „Kartoffel-Fußwärmflasche“ wärmt sie auf lange Zeit ungemein angenehm. Auf die Kieferhöhlen gelegt sind Kartoffelpäckchen ein

Schnell gekocht und fertig für die Auflage.

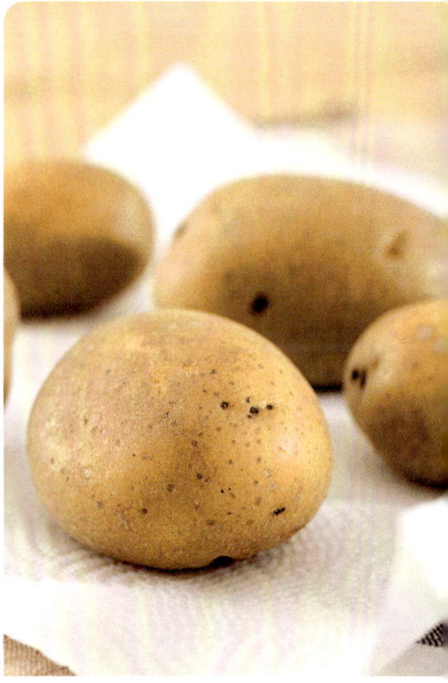

sehr viel intensiverer Wärmespeicher als der milde Leinsamen und lassen die Sekrete gut abfließen. Die heilkräftige Wirkung einer Kartoffelauflage kennt man mittlerweile in vielen Reha- und Fastenkliniken als eine bewährte und wirksame Anwendung, und zwar als Auflage auf die Leber.

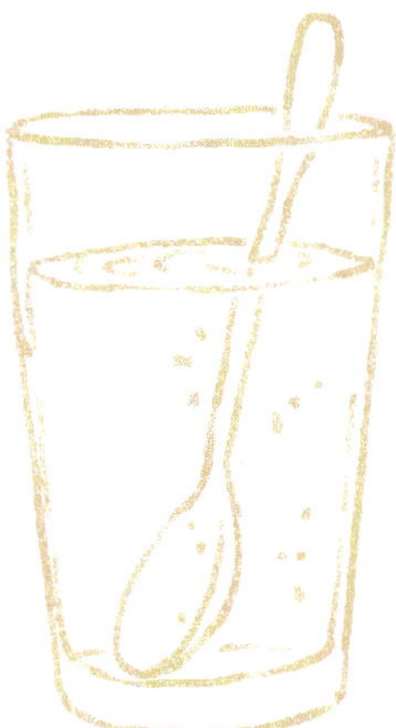

Was Kartoffeln sonst noch können

- Hausmittel bei einer Verbrennung am Finger: Eine rohe Kartoffel muldenförmig aushöhlen, den verbrannten Finger so lange hineinpressen, bis der Schmerz aufhört.
- Basisches Nahrungsmittel, das hilft, den Säure-Basen-Haushalt im Körper auszugleichen.
- Magenschoner: Roher Kartoffelsaft wirkt auf die Magenschleimhaut entzündungshemmend, reizlindernd und wundheilend, außerdem bindet und puffert er die Magensäure. Bei Magenschleimhautentzündung und Sodbrennen daher 4–5 Wochen lang täglich 50–100 ml Kartoffelsaft aus dem Reformhaus oder frisch zubereitet trinken (eine rohe Kartoffel reiben, Saft durch Tuch pressen, mit der dreifachen Menge Wasser verdünnen).

JOHANNISKRAUTÖL-AUFLAGE

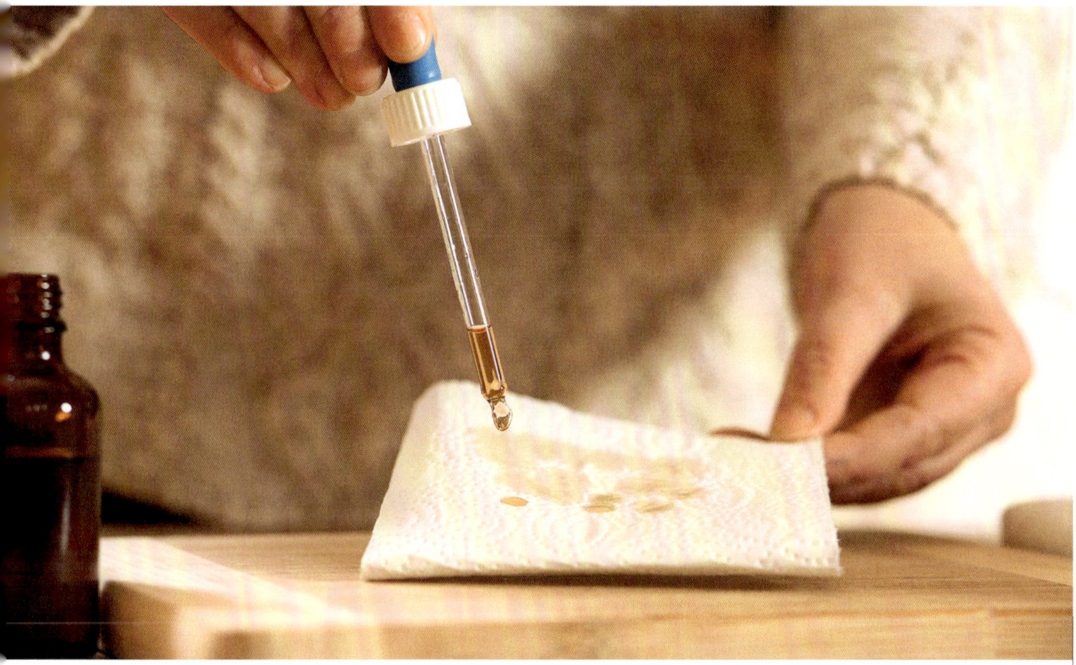

Johanniskrautöl unverdünnt auf ein Tuch träufeln.

Johanniskrautöl ist das bekannteste Öl in der Volksheilkunde. Es lässt sich sehr vielfältig verwenden, etwa bei Muskelverspannungen, Ischiasbeschwerden und Hexenschuss, bei chronischen Gelenkbeschwerden, zur Narbenpflege und zur Nachbehandlung bei Sonnenbrand oder Gürtelrose. Zu all dem wirkt es auch noch hautpflegend.
Bei Rückenschmerzen ist eine solche Ölauflage ein mildes Mittel, das die Muskulatur leicht erwärmt und doch sehr tiefenwirksam ist. Die Muskeln entspannen sich dadurch, und auch Krämpfe lösen sich. Zudem mildert Johanniskrautöl entzündliche Prozesse und Schmerzen. Durch die sanfte Wirkungsweise eignet sich diese Ölauflage auch bestens bei älteren Menschen und Kindern.

Das rubinrot leuchtende Johanniskrautöl wirkt zuverlässig und hautschonend. Es gehört in jede Hausapotheke.

Das brauchen Sie

- Johanniskrautöl
- kleines Tuch (Papiertaschentuch, Küchenpapier oder Stofflappen)

- Plastikbeutel
- zwei Wärmflaschen
- Rohwolle oder Stoffauflage
- Befestigungsmaterial

So geht es

- Falten Sie ein Papier- oder Stofftuch auf eine Größe von ungefähr 10 x 10 cm, bei Kindern etwas kleiner, und beträufeln Sie es mit Johanniskrautöl. (Johanniskrautöl ist kein ätherisches Öl, sondern ein Ölauszug. Somit kann man es pur einsetzen.)
- Legen Sie das Öltüchlein direkt auf den Rücken auf.
- Damit eine Wirkung noch schneller eintritt, kann das Öltüchlein zusätzlich erwärmt werden. Hierzu packen Sie das ölgetränkte Tuch in eine Plastiktüte und legen es für ein paar Minuten zwischen zwei heiße Wärmflaschen. Denken Sie daran: Ölauflagen dürfen nie in der Mikrowelle angewärmt werden, weil sonst die Qualität der Wirkstoffe verändert wird.
- Legen Sie die angewärmte Ölauflage (ohne Plastiktüte) vorsichtig direkt auf die schmerzende Stelle, mit der öligen Seite zur Haut.
- Packen Sie ein ebenfalls erwärmtes Rohwollkissen (oder ein sonstiges weiches Tuch) direkt darüber und fixieren Sie das Ganze dann mit der Kleidung, zum Beispiel mit dem Unterhemd oder dem Body des Kindes.
- Bei Bedarf kann noch eine Wärmflasche oder ein Kirschkernsäckchen oben drauf gelegt werden. Das hält länger warm.
- Eine solche Ölauflage kann beliebig lange liegen bleiben. Sie wird einmal täglich, idealerweise zur Nachtruhe, angelegt.

HELL ODER DUNKEL?
Nach neuesten Erkenntnissen der Forschungsgruppe Prof. Schempp (Uni-Hautklinik Freiburg) hat man früher Rotöl im Dunkeln ausgezogen. Untersuchungen ergaben, dass das heilkräftige Hyperforin durch Sonneneinstrahlung zerstört wird, das Hypericin dagegen angereichert. Heutzutage setzt man das Öl im Dunkeln an und bewahrt es auch dunkel auf, zum Beispiel in einem Braunglas.

Johanniskraut

Das Johanniskraut (*Hypericum perforatum*), auch Hartheu genannt, wurde erst im 19. Jahrhundert als „Lichttherapie von innen" mit stimmungsaufhellender Wirkung beschrieben. Doch schon seit der Antike ist bekannt, was der Arzt Paracelsus im 16. Jahrhundert äußerte: „Kein Kraut ist in allen Ländern zu finden, das in Heilung der Wunden diesem beykomme". Um den äußerlichen Einsatz des wundheilenden Johanniskrautöls geht es hier hauptsächlich.
Johanniskraut ist in jeder Hinsicht ein „Nervenmittel", eben nicht nur innerlich bei Depressionen, sondern auch äußerlich, und zwar als Johanniskrautöl. Es hilft bei Nervenreizungen wie Hexenschuss, Ischialgie, Neuralgien oder Gürtelrose-Nervenschmerzen.

Johanniskraut ist ein bewährtes „Nervenmittel".

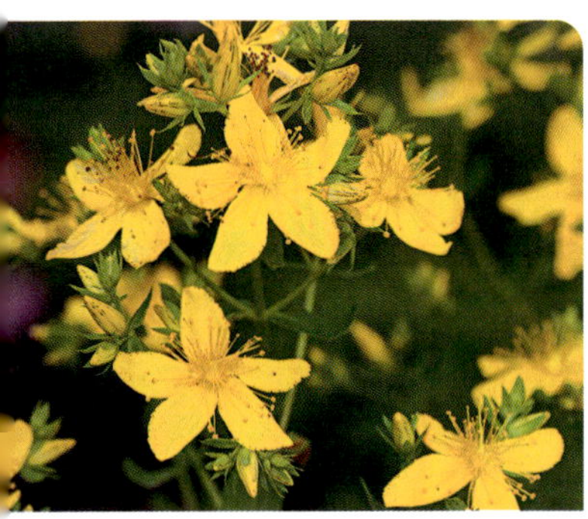

Für die Gesamtwirkung des Johanniskrautöls wird die Kombination von wundheilungsfördernden Gerbstoffen, entzündungshemmenden Flavonoiden und dem antibakteriell und antiviral wirkenden Hyperforin verantwortlich gemacht. Einreibungen oder Auflagen mit Johanniskrautöl vermögen Schmerzen mit überraschendem Erfolg zu lindern. Das wegen seiner rubinroten Farbe auch „Rotöl" genannte Öl fördert sanft die Durchblutung. Das wiederum entspannt Blutgefäße sowie schmerzhaft verspannte Muskulatur und lindert Schmerzen bei Neuralgien, Rheuma und Gicht. Äußerlich wird „Rotöl" auch bei scharfen und stumpfen Verletzungen (Prellungen, Verstauchungen, Verrenkungen) eingesetzt, ebenso bei Sonnenbrand und Verbrennungen ersten Grades, bei alten Narben und Amputationsbeschwerden sowie bei rheumatischen Beschwerden.

Was Johanniskraut sonst noch kann

- „Rotöl" äußerlich zur Wundheilung: Der Wirkstoff Hyperforin ähnelt in gewissen Anteilen bekannten Antibiotika und hemmt damit nachweislich das Wachstum bestimmter Bakterien. Deshalb hat sich Johanniskrautöl gut bewährt bei Schnitt- und Schürfwunden, Gürtelrose (ölgetränkte Läppchen auflegen oder wunde Stellen behutsam damit abtupfen) und auch zur Vorbeugung gegen Wundliegen im Krankenbett. Auch zur Pflege spröder und trockener Haut eignet es sich bestens.
- „Rotöl", innerlich: gegen Verdauungsbeschwerden und Reizmagen sowie zur Ausheilung von Magen-Darm-Geschwüren (dreimal täglich 1 Teelöffel nüchtern einnehmen).
- Johanniskrautpräparate, innerlich eingenommen, helfen bei depressiven Verstimmungszuständen, leichten bis mittelschweren Depressionen, Ängsten, nervöser Unruhe, Erschöpfung, Schlafstörungen, Wetterfühligkeit, Wechseljahresbeschwerden, Migräne und Reizblase.

JOHANNISKRAUTÖL SELBST GEMACHT

Ein sauberes braunes Glas mit frischen Johanniskraut-Blüten, Knospen und jungen Früchten füllen, mit kalt gepresstem Bio-Olivenöl bedecken. Mit einem Tuch abdecken (damit die Feuchtigkeit entweichen kann) und 1 Woche lang stehen lassen (siehe auch Kasten Seite 102). Danach das Glas mit einem Deckel verschließen und weitere 5 Wochen stehen lassen, dabei immer wieder schütteln. Zuletzt das nun rot gefärbte Öl behutsam in dunkle Flaschen abfiltrieren (dabei den wässrigen Bodensatz verwerfen). Das Öl ist 1 Jahr haltbar.

! Für „Rotöl" sind bei äußerlicher Anwendung als Wickel keine Nebenwirkungen bekannt, es sei denn, Sie reagieren allergisch auf das Auszugsöl.
Innerlich darf Johanniskraut nicht eingesetzt werden bei schweren Depressionen. Bei hochdosierten Präparaten sind unbedingt die dosisabhängigen Wechselwirkungen mit bestimmten Medikamenten (blutgerinnungshemmende Mittel, Antibiotika, Digoxin, Theophyllin u. a.) zu beachten – fragen Sie Ihren Arzt!

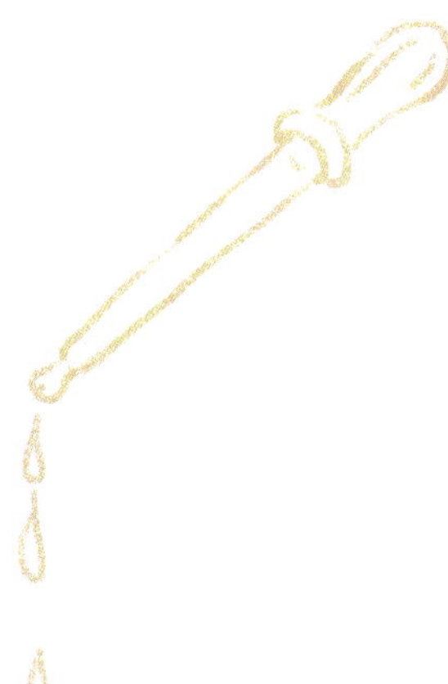

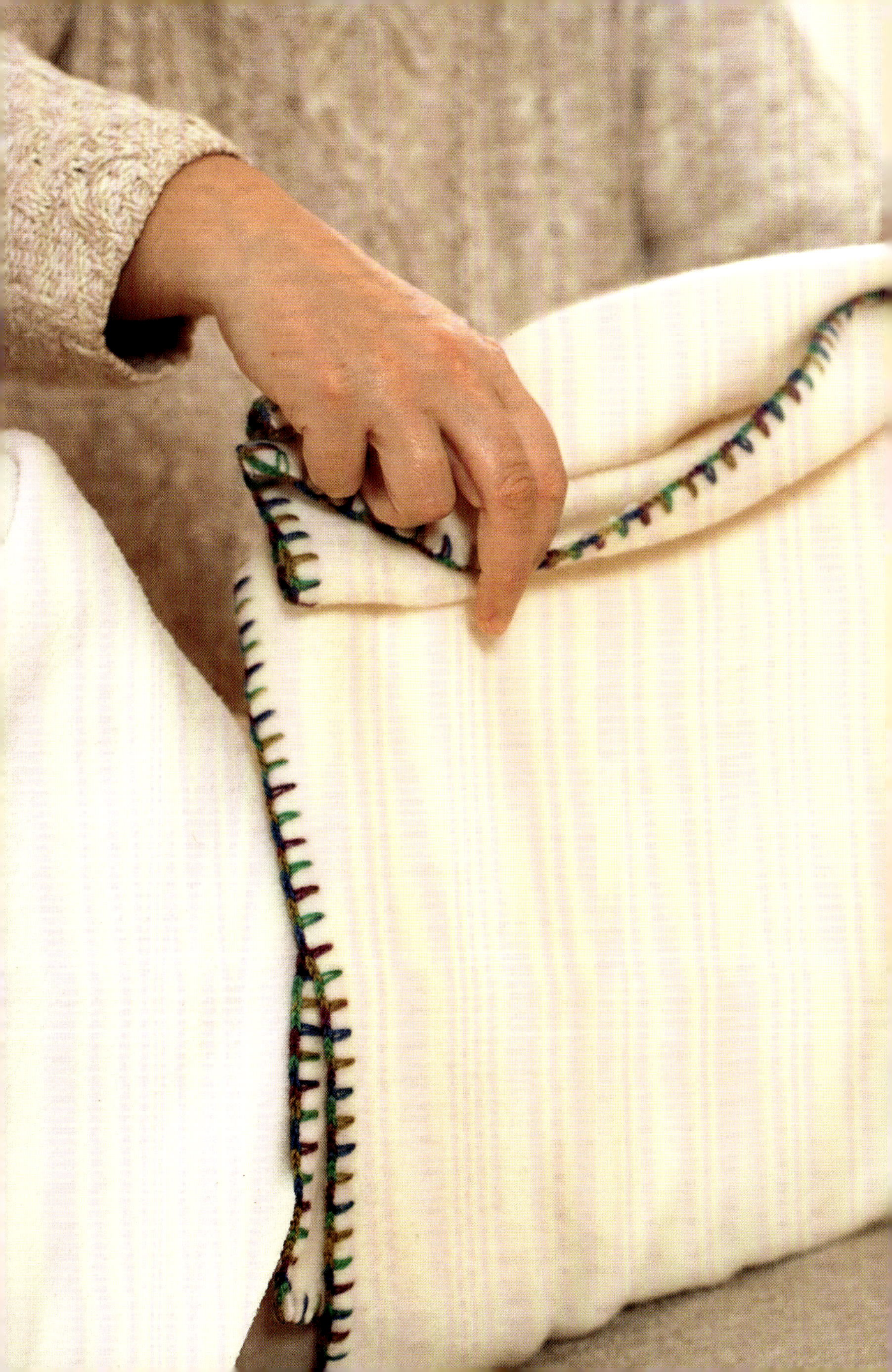

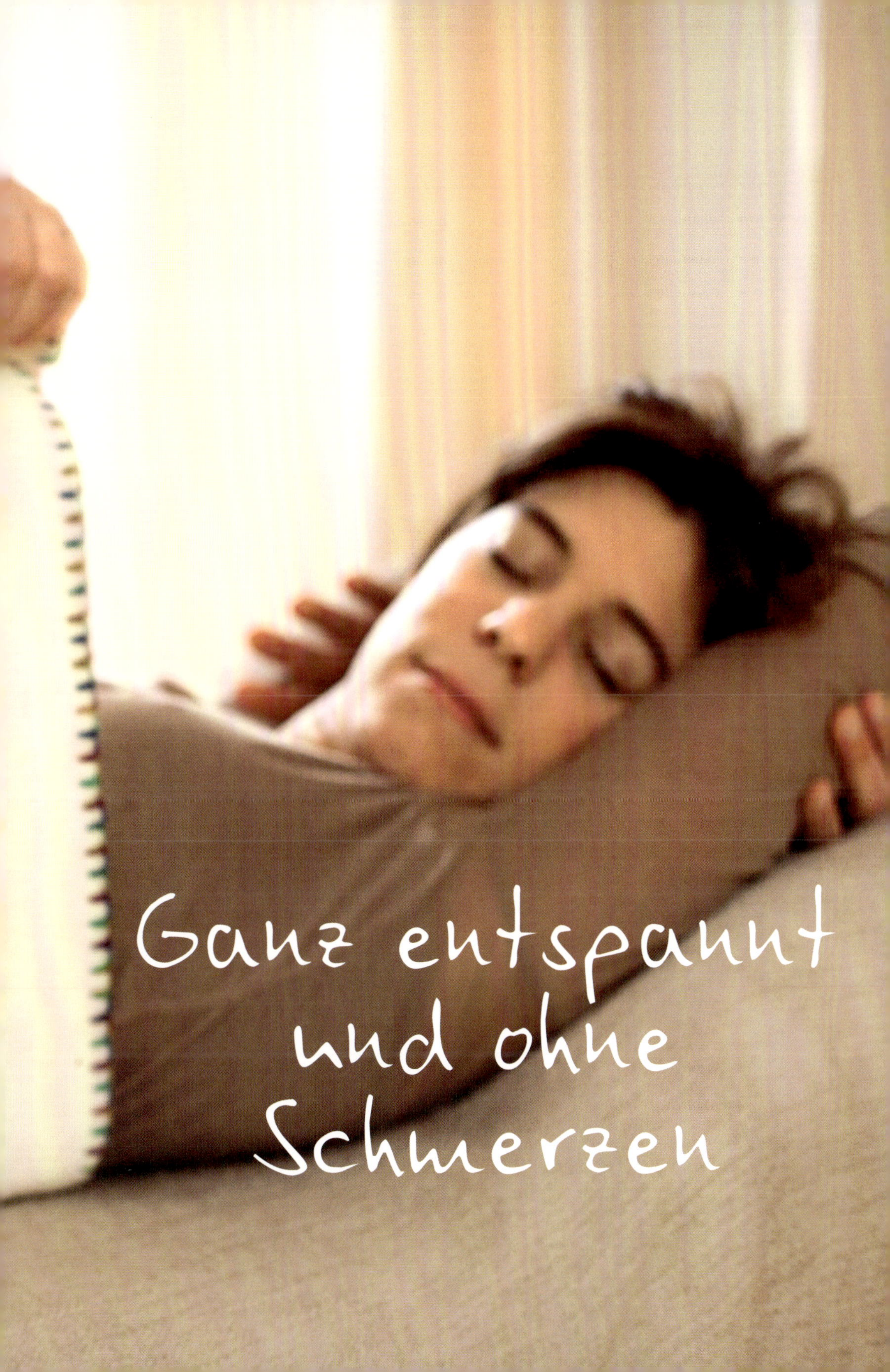

Ganz entspannt und ohne Schmerzen

Wohltuendes für den Bauch, guten Schlaf und die Frau

Ob es im Bauch zwickt und zwackt, ob wir nicht in den Schlaf finden können oder ob frau von „weiblichen" Beschwerden geplagt wird – stets sind Wickel hilfreich und lindernd zur Stelle.

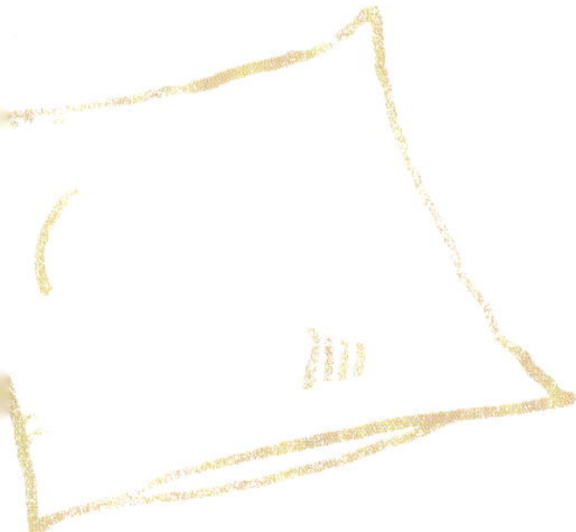

Von **Bauchschmerzen** wird wohl fast jeder von uns heimgesucht, mehr oder weniger oft. Allzu schnell gerät das komplizierte System unserer Verdauung aus dem Gleichgewicht. Nahrungsunverträglichkeiten, zu fette und allzu kalorienreiche Ernährung führen dazu, dass Magenreizungen, Völlegefühl und Bauchgrimmen entstehen. Aber auch Ängste, Sorgen, Überforderung, Stress oder Anspannung können einem buchstäblich „auf den Magen schlagen" und dieselben Symptome auslösen. Wenn es mal wieder im Bauch rumort und zwickt, können Wickel oder Auflagen mit Wärme und den richtigen Heilkräutern oft wahre Wunder wirken.

Auch **für guten Schlaf und zur Beruhigung** sind Wickel und Kräuterkissen ideal. In unseren Zeiten von Stress und Hektik sind sie als kostbare Unterstützer schnell zur Hand. Gerade bei akuten Schlafstörungen helfen sie, zur Ruhe zu kommen, Stress abzubauen und besser einzuschlafen. Beruflicher Stress, Sorge um den Arbeitsplatz, private Probleme oder auch Mehrfachbelastungen führen bei vielen zu nervösen Angst- und Spannungszuständen, die sich oft bei Tag in Unausgeglichenheit und bei Nacht mit Schlafstörungen äußern. Hierbei sind Wickelanwendungen wertvolle Begleiter, da sie dabei helfen, Ruhepausen einzulegen und die Selbstheilungskräfte des Körpers zu aktivieren.

In der **Frauenheilkunde** schließlich gehören Wickel traditionell zu den klassischen naturheilkundlichen Anwendungen. Frauen in jedem Jahrhundert wussten um die pflegende und stärkende Heilkraft der warmen und kalten Auflagen. Meist waren es Frauen aus dem Volk oder den niederen Schichten, deren großes volksheilkundliches Wissen über viele Generationen hinweg von Frau zu Frau mündlich überliefert wurde. Auch heute noch beruhen die Methoden der naturmedizinischen Frauenheilkunde auf traditionellen Überlieferungen, die mit viel Erfahrung und Beobachtungsgabe weitergegeben werden.

Probieren Sie es aus

Wärme tut immer gut, ob bei Bauch- oder Menstruationsschmerzen oder auch zum Einschlafen, denn Wärme entspannt und der Mensch kommt zur Ruhe.

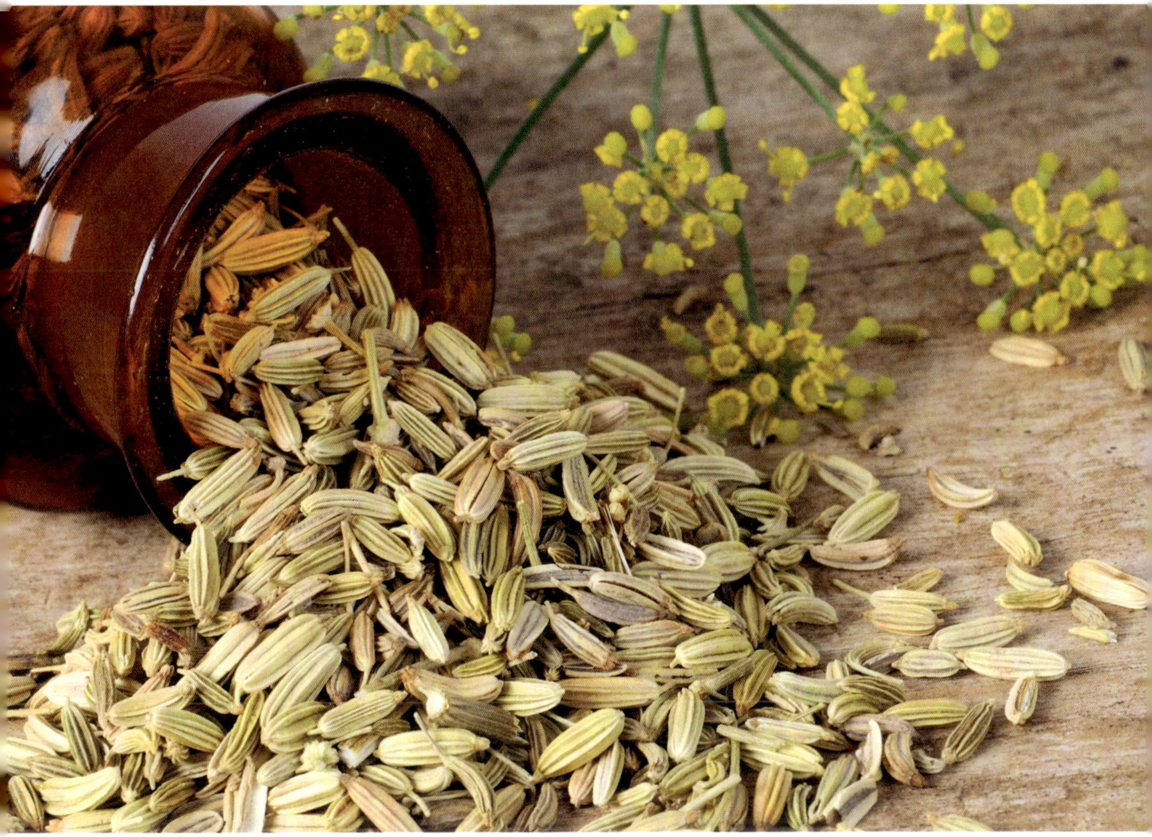

Fenchelsamen ergeben einen hilfreichen Tee, der richtig gut schmeckt.

Wenn's im Bauch rumort

Wer kennt das nicht? Das Essen war reichlich und es hat geschmeckt. Doch ein paar Stunden später fühlt sich der Bauch prall und gespannt an, vor allem aber tut er weh. Blähungen sind äußerst unangenehm und nicht selten auch peinlich. Die Ursachen liegen oft in der Unverträglichkeit von Speisen, zum Beispiel verschiedener Kohlsorten. Die übermäßige Gasproduktion kann aber auch Zeichen einer gestörten Verdauung sein. Häufig gehen Blähungen einher mit starken Schmerzen und Krämpfen. Der „Abgang der Winde“ wird meist geflissentlich unterdrückt, da er nicht gesellschaftsfähig ist. Jetzt braucht unser Bauch Hilfe. Unterstützung von innen kommt in Form von Gewürzen, die Sie den Speisen einfach hinzufügen, aber auch mit Heilpflanzentees wie Kümmel, Anis oder Fenchel. Äußerlich angewendet eignen sich Wickel bestens dazu, die krampfartigen Schmerzen zu lindern und die Blähungen zu mildern.

DAMPFKOMPRESSE MIT FENCHEL UND KÜMMEL

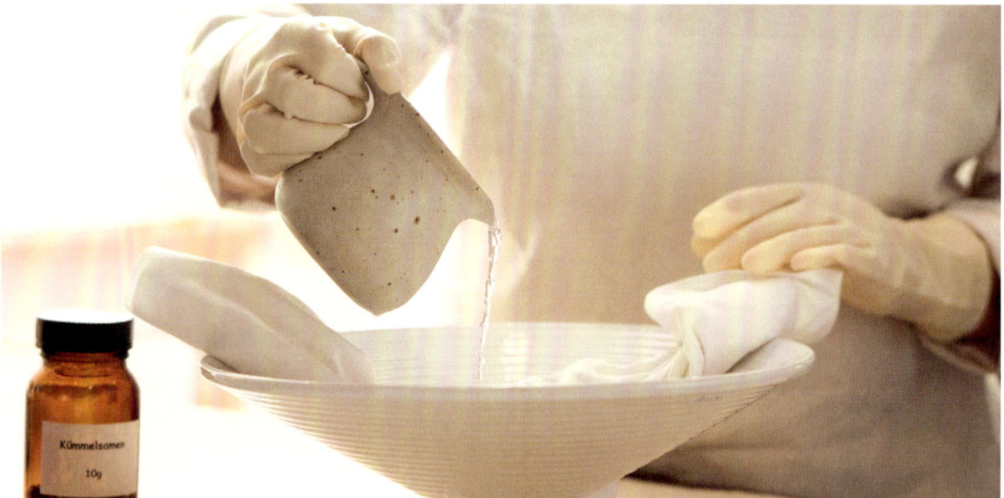

Den heißen Tee über die Tuchrolle gießen und die heiße Rolle mit Handschuhen auswringen.

Die Dampfkompresse mit Fenchel und Kümmel ist intensiv und bringt eine wirksame Hilfe bei Blähungen.

Die Dampfkompresse mit Fenchel und/oder Kümmelzusatz kommt zum Einsatz bei Blähungen oder sogar Koliken, bei Druckgefühl im Bauch und Verdauungsbeschwerden. Auch bei Nervosität und Menstruationsbeschwerden hilft sie, und sie unterstützt die Leberfunktion, etwa beim Fasten.

Wie jede Dampfkompresse erfordert sie etwas Vorbereitungszeit und muss sorgfältig, aber auch zügig durchgeführt werden, um eine schnelle Abkühlung zu vermeiden.

Wenn Wärme feucht daherkommt, wie es bei einer Dampfkompresse der Fall ist, wirkt sie deutlich tiefer und damit auch intensiver als die trockene Wärme etwa eines Kirschkernsäckchens oder einer Wärmflasche. Die feuchte Wärme sorgt für tiefgreifende Entspannung, Schmerzen und Blähungen lösen sich.

Doch Vorsicht: Die durchdringende Wärmeanwendung ist nicht ganz ungefährlich. Durch den Umgang mit heißem Wasser kann es schnell mal zu heiß werden, es können gar regelrechte Verbrühungen entstehen.

Das brauchen Sie

- Kümmel- oder Fenchelsamen zur Teezubereitung
- Geschirrtuch oder Stoffwindel als Innentuch
- Auswringtuch, z. B. Geschirrtuch

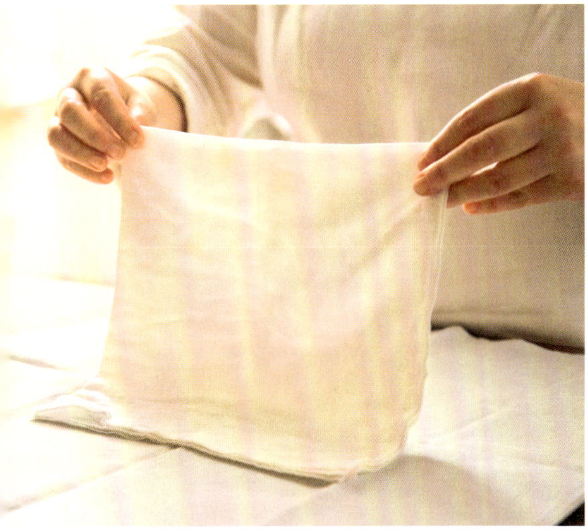

Das feuchte Tuch auf ein trockenes legen.

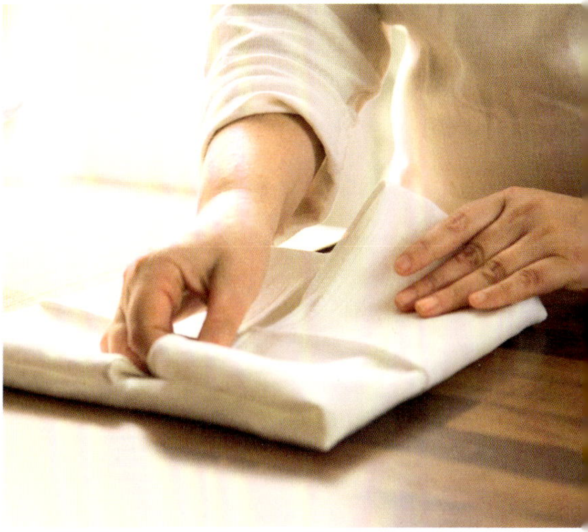

Ein Päckchen falten.

- drittes Tuch (Geschirrtuch oder Stoffwindel) für die trockene Schicht
- Außentuch, z. B. großes Frotteehandtuch
- Schüssel
- heißes Wasser
- Haushaltshandschuhe

! Legen Sie diese Kompresse nicht an bei akuten Entzündungen, unklaren akuten Bauchbeschwerden oder einem Bedürfnis nach Kälte bzw. Kühle.

So geht es

- Bereiten Sie zunächst ein Kännchen Tee mit Kümmel und/oder Fenchel zu. Bitte bevorzugen Sie dazu ganze Samen bzw. Früchte, die Sie direkt vor der Teezubereitung zerstoßen. Die sind viel wirkungsvoller als Kümmel- oder Fenchelpulver! Die Kümmel- und Fenchelfrüchte mit gekochtem Wasser, das ein wenig abgekühlt ist, übergießen (1 Esslöffel auf 300 ml Wasser). Mit zugedecktem Deckel 5–7 Minuten ziehen lassen, dann die Kondenstropfen in die Tasse abtropfen.
- Falten Sie nun das Innentuch auf die Größe der Auflagefläche (Bauch), rollen Sie es auf und packen Sie es in das Auswringtuch (Geschirrtuch) ein. Das Ganze kommt in die Schüssel.
- Legen Sie nun ein weiteres Geschirrtuch oder eine Stoffwindel bereit, die als trockene Schicht dienen soll.
- Gießen Sie den fertigen, noch heißen Tee über die Tuchrolle

i ALTERNATIVE

Sie können statt der zwei Geschirrtücher auch zwei Waschhandschuhe verwenden. Davon den einen mit heißem Wasser übergießen, gut auswringen und in den anderen, trockenen Waschhandschuh hineinlegen.

in der Schüssel und gießen Sie kochendes Wasser direkt vom Wasserkocher dazu, bis das Tuch gut bedeckt ist.

- Ziehen Sie Haushaltshandschuhe gegen die Hitze an und wringen Sie mithilfe des Auswringtuchs das aufgerollte Innentuch gut aus. Je trockener das Tuch, umso verträglicher die Kompresse.
- Entfernen Sie jetzt das Auswringtuch, legen Sie das feuchte Innentuch auf das bereitgelegte trockene Tuch. Schlagen Sie dessen überstehende Tuchränder nach oben zusammen, sodass die untere Schicht einlagig bleibt.
- Der feuchte Dampf durchzieht nun das trockene Tuch.
- Die Dampfkompresse wird nun vorsichtig (nach einer Temperaturprüfung auf dem Unterarm!) auf den Bauch gelegt. Falls es noch zu heiß ist, nochmal entfernen und einige Sekunden abwarten, dann nochmals versuchen!
- Umhüllen Sie das Ganze rasch mit dem Außentuch, um ein Auskühlen zu vermeiden.
- Die Dampfkompresse bleibt so lange liegen, wie sie angenehm ist, in der Regel von 10 Minuten bis zu einer halben Stunde.
- Diese Kompresse wird einmal täglich angewendet, und zwar an mehreren Tagen hintereinander, bis die Beschwerden abgenommen haben.

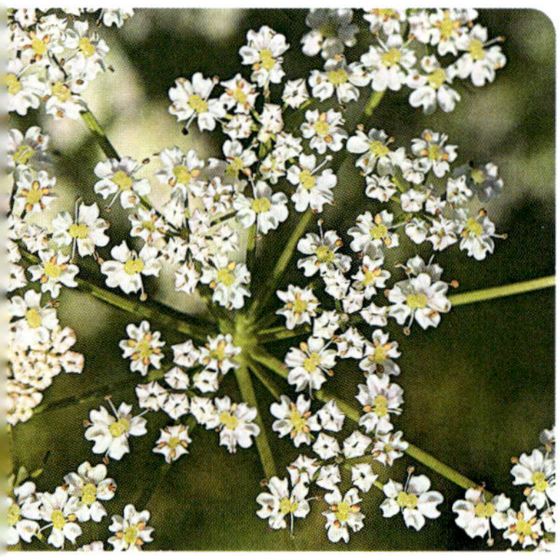

Kümmel vertreibt Luft aus dem Bauch.

Fenchel wirkt besonders sanft.

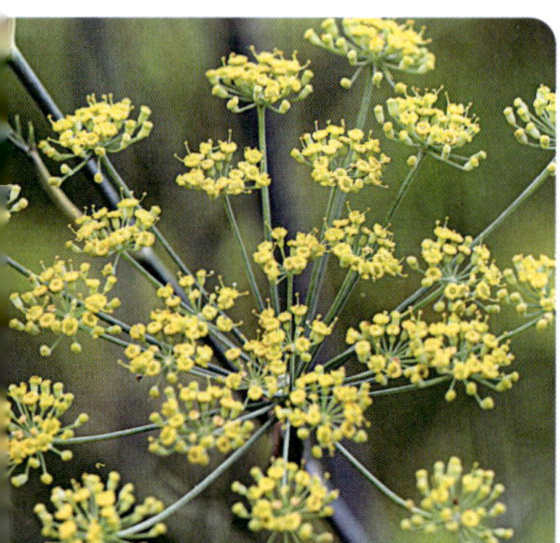

Kümmel und Fenchel

Kümmel und Fenchel sind Pflanzengeschwister, zwei zierliche Doldenblütler mit aromareichen Früchten wie kleine Parfümfläschchen, die es in sich haben. Die Samen von beiden, von Kümmel (*Carum carvi*) ebenso wie von Fenchel (*Foeniculum vulgare*), strotzen nur so von heilkräftigen ätherischen Ölen, die sich aber erst dann entfalten, wenn Sie die „Parfümfläschchen“ öffnen. Deshalb: Diese Samen vor der Verwendung immer zuerst zerstoßen, und zwar erst direkt vor der Teezubereitung. Das ist wichtig, weil sonst die ätherischen Öle im wahrsten Sinne des Wortes „verduften“, und damit ginge auch die Heilkraft verloren.

Kümmel und Fenchel sind die wichtigsten Karminativa, also blähungstreibende Mittel, wobei der Kümmel intensiver wirkt, Fenchel aber den meisten Menschen besser schmeckt. Karminativa fördern die Magen-Darm-Tätigkeit und damit den Abgang von Gasen sowie das Aufstoßen („Bäuerchen“). Sie lindern Krämpfe und verbessern die Verträglichkeit blähungstreibender Speisen.

Ein warmer Kümmel- oder Fenchel-Bauchwickel regt die Bauchorgane an, lindert Blähungen und Völlegefühl, hilft Entspannen und fördert das Wohlbefinden. Bei einer Brustauflage lösen zudem die ätherischen, keimwidrigen Fenchelöle hartnäckigen Hustenschleim und helfen, ihn besser abzuhusten.

Was Kümmel und Fenchel sonst noch können

- Kümmel- und/oder Fencheltee (1 Teelöffel frisch gequetschte Früchte auf 150 ml heißes Wasser) fördert die Milchbildung bei stillenden Müttern und wirkt über die Muttermilch fürs Baby blähungslindernd. In Abführmischungen verhindern die Samen Gasansammlungen und schmerzhafte Darmkrämpfe und regen die Darmmuskulatur an.
- Kümmel- und/oder Fenchelöl (3 Esslöffel Früchte mörsern, in 100 ml Olivenöl 3 Wochen ausziehen, danach abfiltrieren) hilft bei Blähungen (erwärmt einmassieren, bei Babys vor der einsetzenden Blähungszeit beim Wickeln), bei Menstruationsschmerzen und bei Bronchitis. „Notfalls" dient es natürlich auch zum Würzen von Speisen.
- „Schnelle Windsalbe" zum Einreiben bei Blähungen: 2 Esslöffel Butterschmalz im Wasserbad schmelzen, je 1 Teelöffel fein gemahlene Fenchel- und Kümmelfrüchte einrühren, weitere 10 Minuten lang unter Rühren warm halten (nicht erhitzen!), durch ein Mulltuch abgießen und erkalten lassen – fertig!

! Für Kümmelsamen sind keine Nebenwirkungen bekannt, für Fenchelsamen äußerst selten allergische Haut- oder Atemwegsreaktionen. Ätherisches Fenchel- und/oder Kümmelöl ist in der empfohlenen 1-prozentigen Dosierung unbedenklich.

Heilkräftige Würze

Asthmatiker tun gut daran, ihr Essen öfter mit Kümmel zu würzen, weil Kümmel auch Krämpfe der Bronchialmuskulatur löst.

Dampfkompresse oder feucht-heiße Auflage?

Wenn Sie bei Wickeln mit heißem Wasser überlegen, ob Sie besser eine Dampfkompresse anlegen oder eine feucht-heiße Auflage, entscheiden Sie nach folgenden Kriterien:
Eine **Dampfkompresse** ist ein feucht-heißes Tuch, das zusätzlich in ein trockenes Tuch verpackt wird. Das heißt, der heiße Dampf durchdringt das trockene Tuch. Dadurch ist sie eine relativ milde Anwendung und aus diesem Grund meist besser geeignet für (wärme-)empfindliche Menschen, Kinder oder Senioren.
Beim **feucht-heißen Wickel** gelangt die feuchte Hitze ohne zusätzliches Tuch direkt auf den Körper und ist somit viel intensiver (manchmal zu intensiv) und oft auch wirkungsvoller als bei der Dampfkompresse.

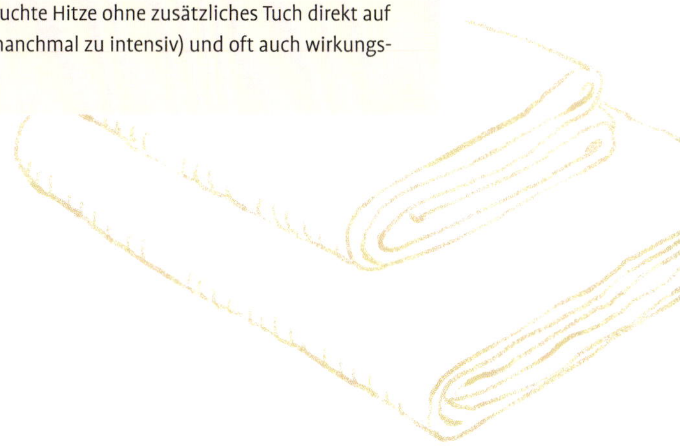

ÖLAUFLAGEN MIT KÜMMEL UND FENCHEL

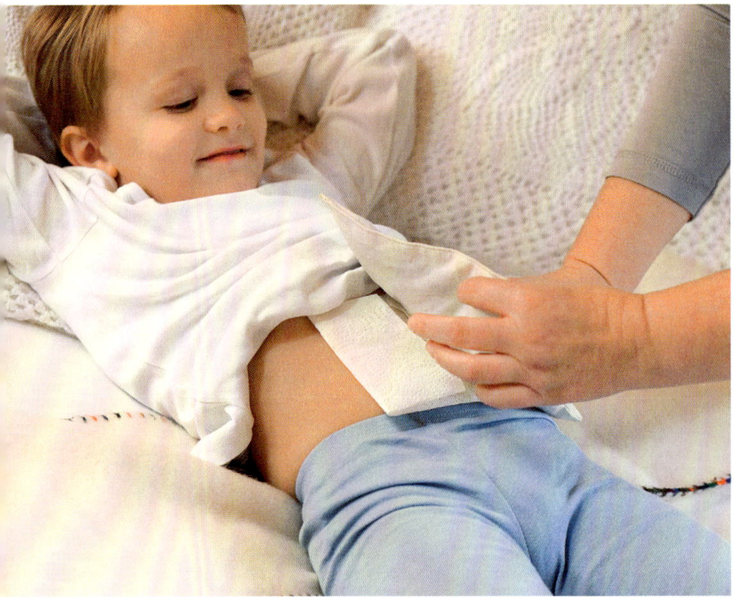

Das Öltüchlein wird mit Rohwolle oder einem Waschhandschuh bedeckt.

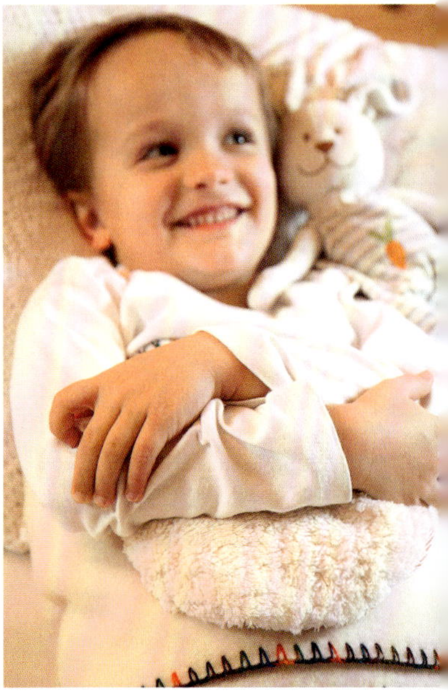

Mit einem Kirschkernsäckchen obenauf wirkt es noch besser.

Diese Wickelanwendungen sind mild, einfach in der Handhabung und doch sehr wirkungsvoll.

Ob mit Kümmel oder Fenchel – diese Ölauflagen rücken dem ungeliebten Gas im Bauch zu Leibe und mildern das bei Blähungen so unangenehme Druckgefühl im Bauch. Kümmel ist die stärkste blähungstreibende Pflanze, die wir kennen. Sie wirkt krampflösend, verdauungsfördernd und regt die Durchblutung an. Fenchel ist etwas milder, daher besser für Kinder geeignet. Mehr über die beiden Heilpflanzen lesen Sie auf Seite 110.

Ölauflagen mit ätherischen Ölen sind nicht so hitzeintensiv wie ein feucht-heißer Wickel. Die ätherischen Öle wirken direkt „vor Ort“ auf den Verdauungstrakt, reduzieren dabei Krämpfe und Schmerzen und transportieren die „Winde“ nach draußen.

Das brauchen Sie

- 1-prozentige Ölmischung mit ätherischem Kümmel- oder Fenchelöl (siehe Kasten rechts)
- Taschentuch, Leinenläppchen oder Papiertuch
- Rohwollauflage oder weicher Waschhandschuh
- gegebenenfalls Kirschkernsäckchen

So geht es

- Falten Sie ein Taschen- oder Papiertuch auf die Größe von etwa 10 x 10 cm, bei Kindern etwas kleiner, und beträufeln Sie es mit 40–50 Tropfen der Kümmel- oder Fenchelöl-Mischung (Dosierungen für Kinder siehe Seite 35).
- Legen Sie dann das Öltüchlein einfach so oder leicht erwärmt (in einer Plastiktüte zwischen zwei Wärmflaschen gelegt, siehe Foto Seite 16) mit der öligen Seite auf den Bauch und bedecken Sie es mit der (nach Wunsch ebenfalls erwärmten) Rohwollauflage oder einem Waschhandschuh.
- Wickeln Sie dann ein zusätzliches Außentuch, etwa ein großes Frotteehandtuch, um den Bauch, um die Ölauflage zu fixieren.
- Bei Bedarf noch ein warmes Kirschkernsäckchen oder eine Wärmflasche obendrauf, das hält länger warm.
- So eine Ölauflage kann beliebig lange liegen bleiben. Sie wird einmal täglich, idealerweise zur Nachtruhe, angelegt.

! Ölauflagen mit ätherischen Ölen sollten Sie nie anwenden bei einer Unverträglichkeit oder Abneigung gegenüber den jeweiligen ätherischen Ölen. Besondere Vorsicht ist geboten beim Einsatz ätherischer Öle bei Schwangeren, Säuglingen und Kleinkindern: Hier dürfen nur Aromatherapeuten mit spezieller Fachkenntnis eine Anwendung erwägen.

Auch bei Husten

Grundsätzlich kann die Ölauflage mit Fenchel oder Kümmel auch bei krampfartigem Husten eingesetzt werden. Sie wird genauso zubereitet wie der Bauchwickel, nur dass man sie statt auf den Bauch auf Brust oder Rücken legt. Dosierungen und Hinweise siehe Bauchwickel.

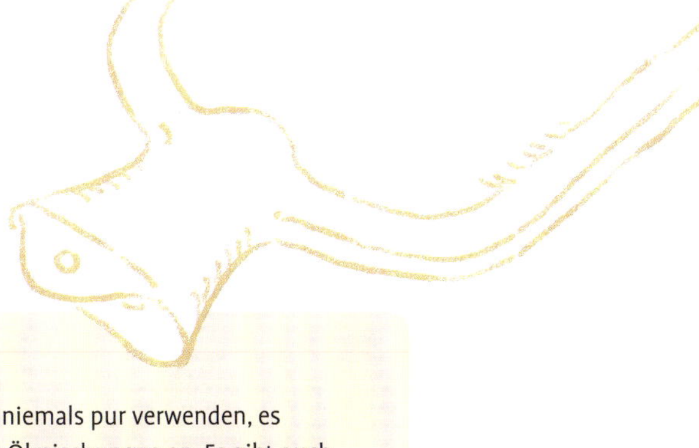

Rund um die Ölmischung

Ätherisches Öl sollten Sie für Wickel oder Auflagen niemals pur verwenden, es wirkt hautreizend. Viele Apotheken mischen für Sie Ölmischungen an. Es gibt auch Fertigprodukte zu kaufen, die aber in der Regel noch weiter verdünnt werden müssen. Natürlich können Sie sich auch selbst eine 1-prozentige Ölmischung zubereiten: Besorgen Sie sich eine Pipettenflasche, ein gutes Trägeröl, z. B. Mandel-, Oliven- oder Sonnenblumenöl, sowie ein qualitativ gutes ätherisches Fenchel- oder Kümmelöl (ab Seite 137).

Für eine 1-prozentige Ölmischung benötigen Sie auf 50 ml Trägeröl 10 Tropfen reines ätherisches Öl. Die Ölmischung immer wieder gut schütteln und dunkel lagern. Ihre Haltbarkeit beträgt zwischen 6 Monate und 1 Jahr.

Bei chronischen Bauchbeschwerden

Wenn Bauchschmerzen immer wieder kommen, können die Gründe dafür sehr vielfältig sein, von falscher Ernährung über organische Ursachen bis hin zu psychischen Problemen. Bei Kindern spielen häufig auch Leistungsdruck in der Schule oder an sie gestellte (oft auch nur vermeintliche) Anforderungen in der Familie eine große Rolle. Ob bei Kindern oder bei Erwachsenen, stets können dann Appetitlosigkeit, Bauchschmerzen, Völle- und Druckgefühl, Unwohlsein oder Verstopfung auftreten. In all diesen Fällen sind auf den Bauch aufgelegte, warme Wickel äußerst hilfreich, da sie quasi direkt „vor Ort" einwirken. Die Wärme und die Pflanzenwirkstoffe sorgen für Entspannung und bringen Ordnung ins Verdauungs-Chaos.

Bei Kindern äußert sich Stress häufig in Form von Bauchschmerzen.

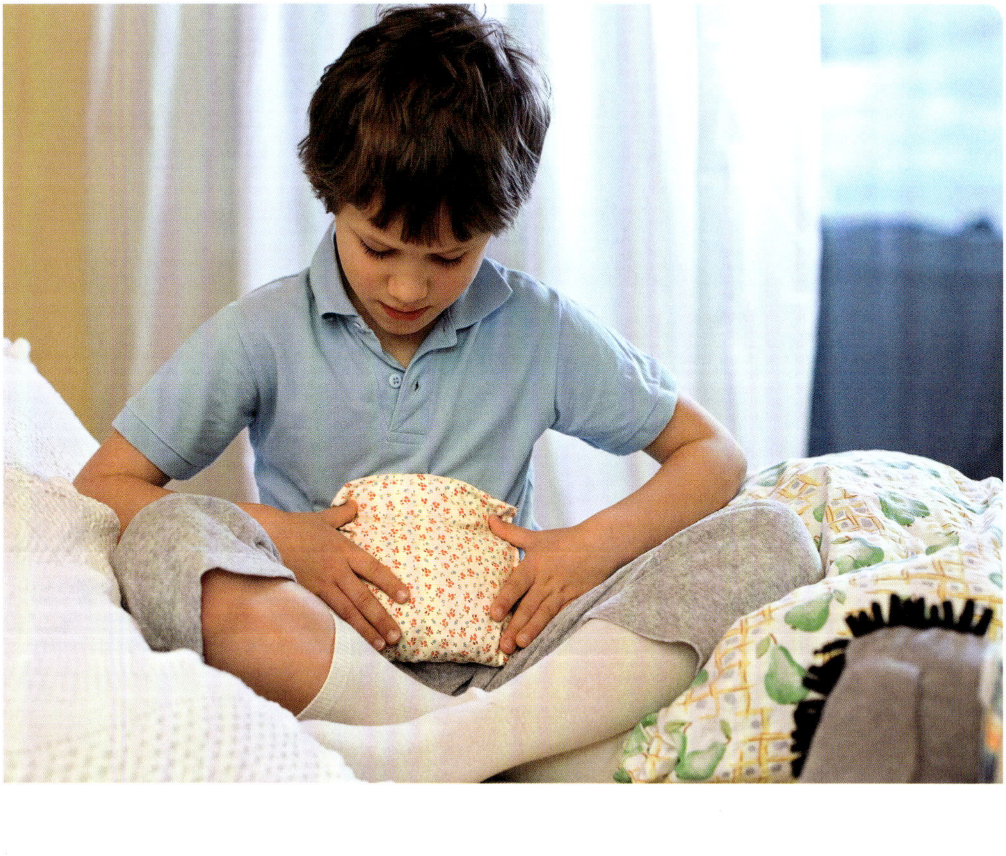

KIRSCHKERNKISSEN

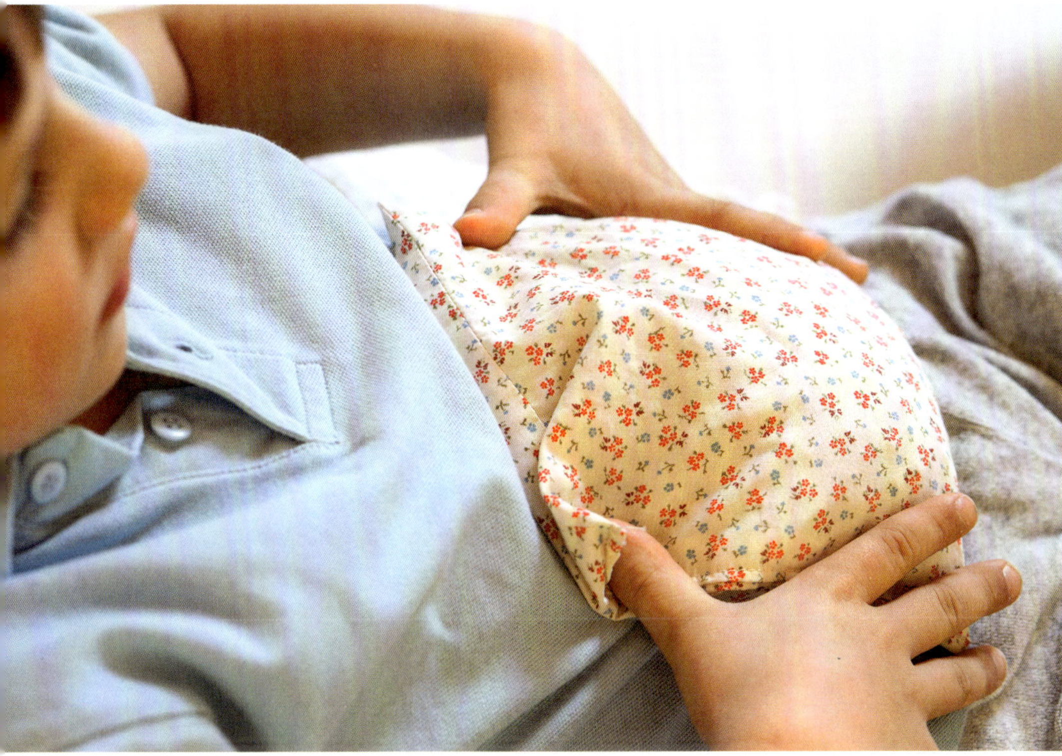

Das Kirschkernkissen wird einfach aufgelegt. Kinder lieben es!

Ob Ihr Kind über Bauchschmerzen klagt, weil am nächsten Tag eine gefürchtete Schularbeit bevorsteht, ob es schon seit Tagen keinen Stuhlgang mehr hatte und deshalb missmutig und schlapp ist, ob es von heftigen Blähungen geplagt wird – die Wärme eines Kirschkernkissens vermag in allen Fällen zu helfen. Auch bei den ganz Kleinen, die noch unter den von Eltern gefürchteten „Dreimonatskoliken" zu leiden haben, sorgt das warme Kissen für Linderung. Und was Säuglingen guttut, wird auch von Erwachsenen als wohltuend empfunden, ob sie nun über Verspannungen, Gelenk- und Rückenschmerzen oder kalte Füße klagen. Immer dann eben, wenn man sich nach milder Wärme sehnt. Kirschkernkissen sind auch ein guter Ersatz für eine Wärmflasche und nicht zuletzt halten sie Wickel lange warm. Besonders bei Kindern und älteren Menschen kommt das Kirschkernkissen gut an, es wird vor allem immer dann eingesetzt, wenn eine intensive Wärmeanwendung zu gefährlich

Das Kirschkernkissen ist DAS Kissen für Kinder. Es ist anschmiegsam, warm und herrlich entspannend.

wäre. Durch die trockene und angenehme Wärme, die langsam an den Körper abgegeben wird, entspannt es ungemein wohltuend.

Das brauchen Sie

- Kirschkernkissen
- Tuch oder Kissenbezug
- eventuell Fixiermaterial

So geht es

- Um das Kirschkernkissen zu erwärmen, gibt es verschiedene Möglichkeiten:
  Entweder legen Sie es einfach auf einen Heizkörper, den Kachelofen oder eine sonstige Wärmequelle und lassen es einige Minuten bis Stunden darauf liegen (Erwärmung nur mäßig). Oder Sie stecken es für 2 Minuten bei 800 Watt in die Mikrowelle. Stellen Sie aber unbedingt ein Glas Wasser dazu, sonst kann das Kissen zu brennen anfangen. Auch im Backofen können Sie das Kissen erwärmen, und zwar bei 150 °C 10–20 Minuten lang. Stellen Sie auch hier vorsichtshalber ein halbes Glas Wasser dazu.
- Legen Sie das warme Kissen dann auf die schmerzende Stelle. Prüfen Sie aber vor dem Auflegen, ob die Temperatur des Kissens hautverträglich ist. Am besten spüren Sie das an der Unterseite des Unterarms.
- Um dem Kissen Halt zu geben, fixieren Sie es mit einem Tuch oder mit eng anliegender Kleidung am Körper. Decken Sie den Patienten dann gut zu.
- Das Kirschkernkissen kann so lange am Körper bleiben, wie es sich angenehm anfühlt.

! Eine Wärmeanwendung durch ein Kirschkernkissen ist nicht geeignet bei akuten Entzündungen.

i Sanftere Wärme

Vor allem Säuglinge und Kleinkinder, aber auch betagte Menschen sind sehr hitzeempfindlich. Legen Sie in diesem Fall das Kissen über der Kleidung, z. B. über Unterhemd oder T-Shirt, an, wickeln Sie es in ein zusätzliches Tuch ein oder stecken Sie es in einen Kissenbezug. So wird die Wärme besser vertragen.

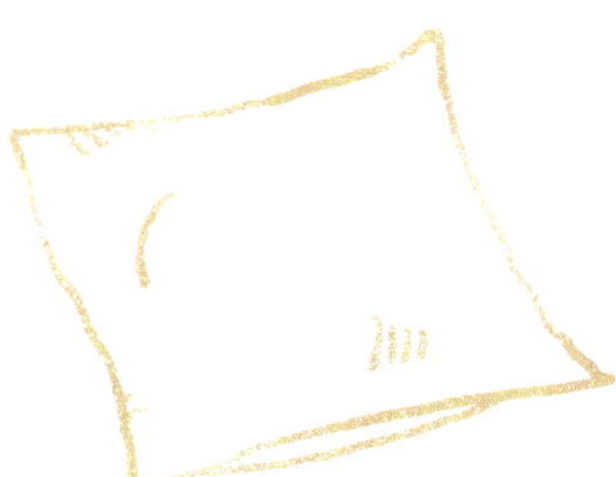

Kirschkernkissen

Kirschkernkissen oder Kirschkernsäckchen sind als „trockene Wärmflasche“ außerordentlich beliebt, und das hat gleich mehrere Gründe: Im Vergleich zur Wärmflasche schmiegen sich Kirschkerne viel besser an den Körper an und halten länger ihre Temperatur. Zudem sind die (hohlen) Kirschkerne um zwei Drittel leichter als Wasser – also auch leichter als eine wassergefüllte Wärmflasche. Sie sind (bei korrektem Erwärmen) lange nicht so heiß wie eine Wärmflasche, und ein Verbrühen mit heißem Wasser ist bei ihnen ausgeschlossen. Als positiver Nebeneffekt gilt die leichte Massagewirkung auf der Haut, die die Durchblutung anregt. Auch zur therapeutischen Handgymnastik wird das Kirschkernkissen gern eingesetzt.
Kirschkerne zeichnen sich durch ihre Wärmespeichereigenschaften aus. Sie nehmen Wärme gut auf und geben sie gut, aber nur langsam wieder ab. Deshalb gelten sie als milde Wärmeanwendung und sind besonders geeignet für Säuglinge, Kinder, Schwerkranke oder ältere Menschen, bei Bauchschmerzen, Gelenk- oder Rückenschmerzen, bei Verspannungen, als Hand- oder Fußwärmer oder einfach zum Wohlfühlen, als Ruhekissen, Fuß- oder Kuschelwärmekissen und Bettwärmer.
Praktisch ist, dass solch ein Kissen lange haltbar ist, ja sogar (mitsamt den Kernen!) gewaschen werden kann. Außerdem ist es schnell einsatzfähig, das heißt, es ist in wenigen Minuten erwärmt. Nicht zuletzt können Sie Kirschkernkissen in entsprechender Größe auch verwenden, um Gliedmaßen bequem zu lagern, etwa bei schmerzenden Gelenken oder beim Stillen.

Kirschkerne sind sehr gute Wärmespeicher.

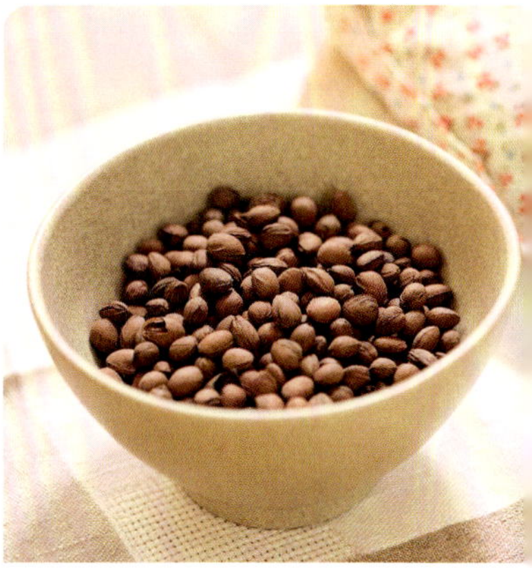

Auch kalt

Das Kirschkernkissen kann auch als kalte Auflage verwendet werden, z. B. bei Kopf- oder Zahnschmerzen oder zur Kühlung bei Verstauchungen, Insektenstichen oder Sonnenbrand. Hierzu das Kissen zum Schutz vor Nässe in einen Plastikbeutel packen und ein paar Stunden im Gefrierfach aufbewahren. Nach dem Entfernen des Plastikbeutels das gekühlte Säckchen auf die betroffene Stelle legen. Wenn Sie es nicht ganz so kalt vertragen, können Sie das Kissen einfach noch in ein zusätzliches Tuch einwickeln.

DAMPFKOMPRESSE MIT KAMILLE

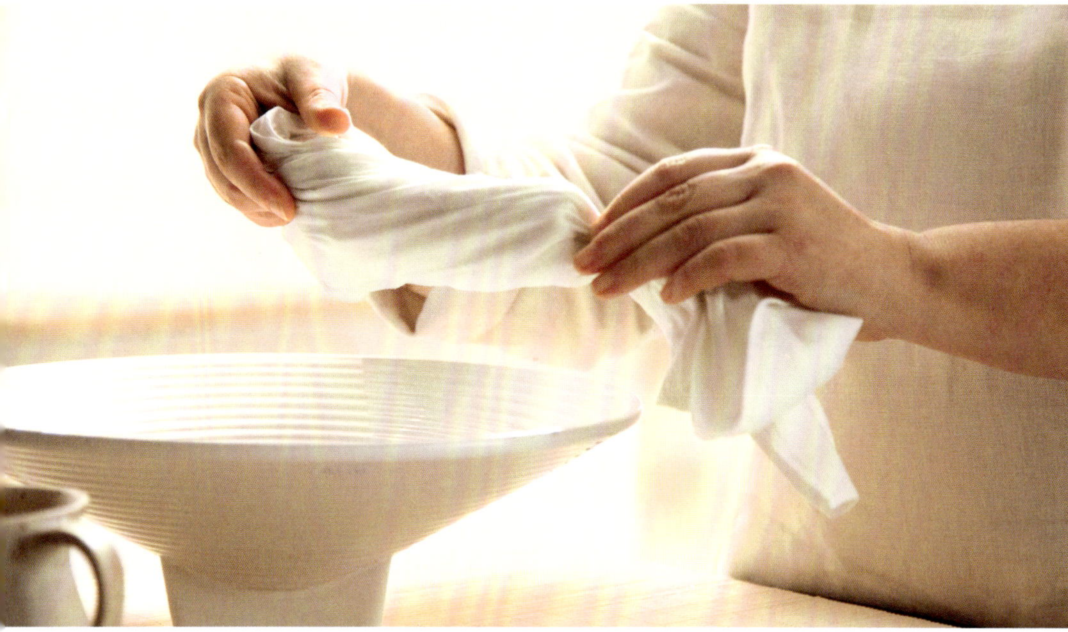

Die heiße Kompresse gut auswringen.

Ein altbewährtes Universalmittel, das für eine angenehme Wärme sorgt und eine beruhigende Wirkung hat.

Dampfkompressen mit Kamille kommen bei chronischen Bauchschmerzen zum Einsatz, bei denen Wärme gut tut, etwa bei Blähungen, Druck- und Völlegefühl im Bauch sowie Verstopfung, aber ebenso bei Nervosität und Menstruationskrämpfen.

Die Wirkung einer Dampfkompresse mit Kamille ist deutlich intensiver als die eines Kirschkernkissens. Deshalb müssen Sie eine solche Dampfkompresse mit großer Sorgfalt anlegen und auch überwachen. Durch die Wärme kommt es zur Entspannung, Druck und Völlegefühl nehmen ab. Die Schmerzen lassen nach und zusätzlich wirken die Kamilleninhaltsstoffe beruhigend auf die Patienten. Mehr über die Kamille und ihre Wirkstoffe finden Sie auf Seite 47.

! Nicht anlegen dürfen Sie eine solche Dampfkompresse bei akuten Entzündungen oder unklaren akuten Bauchbeschwerden. Auch wenn ein Bedürfnis nach Kälte beziehungsweise Kühle besteht, sollten Sie davon absehen.

Das brauchen Sie

- Geschirrtuch oder Stoffwindel als Innentuch
- Auswringtuch, z. B. Geschirrtuch
- drittes Tuch (Geschirrtuch oder Stoffwindel) für die trockene Schicht

- Außentuch, z. B. großes Frotteehandtuch
- Kamillenblüten
- Schüssel
- kochendes Wasser
- Haushaltshandschuhe

So geht es

Bereiten Sie zunächst ein Kännchen Kamillentee zu wie folgt: 1 Esslöffel Kamillenblüten auf 300 ml Wasser; 5–7 Minuten bedeckt ziehen lassen, damit die wertvollen ätherischen Öle der Kamille nicht „verduften“, dann abgießen.
Die Vorbereitung und das Anlegen der Kompresse geschieht dann genauso wie bei der „Dampfkompresse mit Kümmel und Fenchel“ (Seite 108).
Die Dampfkompresse bleibt so lange liegen, wie sie angenehm ist, in der Regel von 10 Minuten bis zu einer halben Stunde. Halten Sie nach dem Abnehmen des Wickels eine Nachruhephase ein, das heißt, bleiben Sie eine halbe Stunde danach noch liegen und ruhen Sie aus. Das ist wichtig, denn nur so kann sich die nachhaltige Wirkung der Kamille erst richtig entfalten.
Wenden Sie so eine Dampfkompresse mit Kamille einmal täglich an.

Dampfkompresse oder feucht-heiße Auflage?

Wählen Sie eine Dampfkompresse (feucht-heißes Tuch, zusätzlich in ein trockenes Tuch verpackt) als eher milde Anwendung für (wärme-) empfindliche Menschen, Kinder oder Ältere.
Wählen Sie feucht-heiße Wickel (feuchte Hitze ohne zusätzliches Tuch) als intensivere, meist wirkungsvollere Anwendung.

Eine Tasse Tee

Noch intensiver wirkt die Kamillen-Dampfkompresse, wenn sie parallel dazu eine Tasse Kamillentee trinken. Sie können zu den Blüten der Kamille noch Blätter der Melisse oder Pfefferminze mischen, dann schmeckt der Tee besser, beruhigt zusätzlich und hilft, besser zu verdauen.

LEBERWICKEL MIT SCHAFGARBE

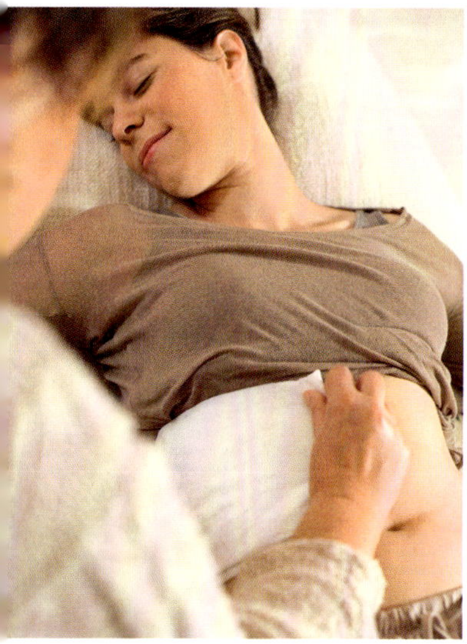

Den Wickel auf die Leberregion legen.

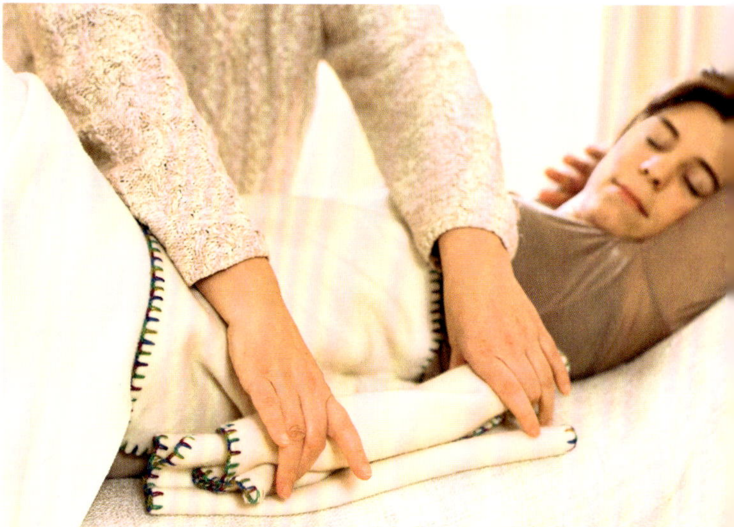

Schnell mit einem Außentuch abdecken.

Leberwickel mit Schafgarbe ist der Wickel zum Begleiten einer Fastenkur. Er unterstützt die Verdauung und die Entgiftung.

Die Wärme des Leberwickels und die unterstützenden Wirkstoffe der Schafgarbe sind ideal zur Anregung der Lebertätigkeit, was besonders beim Fasten wichtig ist. Damit werden nämlich der Stoffwechsel und die Verdauungsaktivität angeregt, und das hat eine entgiftende und stärkende Wirkung auf den Körper. Aber nicht nur während einer Fastenkur, auch bei Verdauungsschwäche und Verstopfung, bei allgemeiner Erschöpfung und bei Menstruationsbeschwerden (Seite 128) hilft der Leberwickel mit Schafgarbe. Bauchkrämpfe und andere Schmerzen werden durch ihn gemildert.
Einen Steckbrief der Schafgarbe und ihrer Inhaltsstoffe finden Sie auf Seite 129.

Das brauchen Sie

- Geschirrtuch oder Stoffwindel als Innentuch
- Auswringtuch, z. B. Geschirrtuch
- Außentuch, z. B. weiteres Geschirrtuch, Frotteehandtuch oder Schal
- Schüssel
- heißes Wasser
- Kännchen mit Schafgarbentee
- Haushaltshandschuhe

So geht es

- Bereiten Sie zunächst ein Kännchen Schafgarbentee zu: 1 Esslöffel Schafgarbenkraut mit 300 ml heißem Wasser übergießen und 5–7 Minuten ziehen lassen – bedeckt, damit die wertvollen Inhaltsstoffe der Schafgarbe im Tee bleiben.
- Falten Sie nun das Innentuch auf die Größe der Auflagefläche (Leber), rollen Sie es auf, packen Sie es in das Auswringtuch (Geschirrtuch) ein und legen Sie das Ganze in die Schüssel.
- Die Tuchrolle mit dem heißen Schafgarbentee übergießen. (Falls der Tee schon etwas abgekühlt sein sollte, zusätzlich mit wenig frisch gekochtem, ganz heißem Wasser übergießen. So bleibt der Wickel länger heiß.)
- Ziehen Sie die Haushaltshandschuhe als Hitzeschutz an und wringen Sie nun mithilfe des Auswringtuchs das Innentuch gut aus. Je trockener das Tuch ist, desto verträglicher ist die Anwendung.
- Entfernen Sie das Auswringtuch und legen Sie den Wickel vorsichtig (nachdem Sie die Temperatur auf Hautverträglichkeit geprüft haben) auf die Leberregion. Falls er doch noch zu heiß ist, nochmal entfernen und einige Sekunden abwarten, bevor Sie ihn erneut anlegen.
- Decken Sie den Leberwickel nun mit dem Außentuch rasch ab, damit er möglichst wenig abkühlt, und fixieren Sie ihn am Körper.
- Die feucht-heiße Auflage bleibt so lange liegen, wie sie als angenehm empfunden wird, in der Regel von 10 Minuten bis zu einer halben Stunde.
- Wenden Sie den Leberwickel am besten einmal täglich an, und zwar an mehreren Tagen hintereinander, bis die Fastenkur beendet ist oder die Beschwerden abnehmen.

! Nicht anlegen sollten Sie diesen Leberwickel bei akuten Lebererkrankungen oder -entzündungen, bei unklaren, akuten Bauchschmerzen, bei einer Allergie gegen Schafgarbe oder wenn eher ein Bedürfnis nach Kälte oder Kühle vorliegt. Weil der Wickel möglichst heiß aufgelegt wird, ist er für Säuglinge und Kleinkinder nicht geeignet, auch nicht für Personen mit Wahrnehmungsstörungen.

i VERTRÄGLICHER

Bei großer Wärme- oder Hitzeempfindlichkeit ist es empfehlenswert, den Leberwickel nicht als feucht-heiße Auflage anzufertigen, sondern als Dampfkompresse (Seite 108). Die ist verträglicher, denn die Hitzeeinwirkung wird dabei durch das zusätzliche trockene Tuch abgeschwächt.

Schlaf ein, schlaf ein …

Gut ein Drittel unseres Lebens verbringen wir mit Schlafen. Die regelmäßigen nächtlichen Ruhepausen sind lebensnotwendig, damit Körper und Seele sich erholen und stärken können. Seelische Ausgeglichenheit, geistige Leistungsfähigkeit, ein starkes Immunsystem, ein aktiver Stoffwechsel und körperliche Fitness – für all das ist es wichtig, dass Sie gut ausgeschlafen sind.
Schlafstörungen sind nichts Ungewöhnliches, viele leiden heutzutage darunter. Gelegentliche unruhige Nächte kennt fast jeder Mensch. Stress, beruflicher Ärger, private Probleme, Aufregung vor einem wichtigen Ereignis, aber auch eine Erkältung oder ein zu voller Magen – Gründe für eine gestörte Nachtruhe gibt es viele. Es kann auch einfach nur die neue Straßenlaterne vor dem Schlafzimmerfenster sein, oder nächtlicher Lärm. Solche Schlafstörungen treten in der Regel nur kurzfristig auf und gehen wieder vorüber. Bedenken Sie auch: Der Schlafrhythmus ist von Mensch zu Mensch sehr unterschiedlich. Es gibt ausgesprochene Nachtmenschen, aber auch notorische Frühaufsteher, manche brauchen regelmäßig viel Schlaf, andere kommen mit wenig Schlaf bestens aus.
Von einer chronischen Schlafstörung spricht die Medizin, wenn diese länger als drei Monate anhält und verbunden ist mit erhöhter Tagesmüdigkeit, Gereiztheit und Konzentrationsproblemen bis hin zu Leistungsabfall. Die Ursachen reichen von körperlichen Beschwerden wie Atemstörungen, Schmerzen und Herz-Kreislauf-Problemen bis zu psychischen Belastungen und seelischen Störungen.

Das sanfte Duftblau des Lavendels beruhigt die Seele..

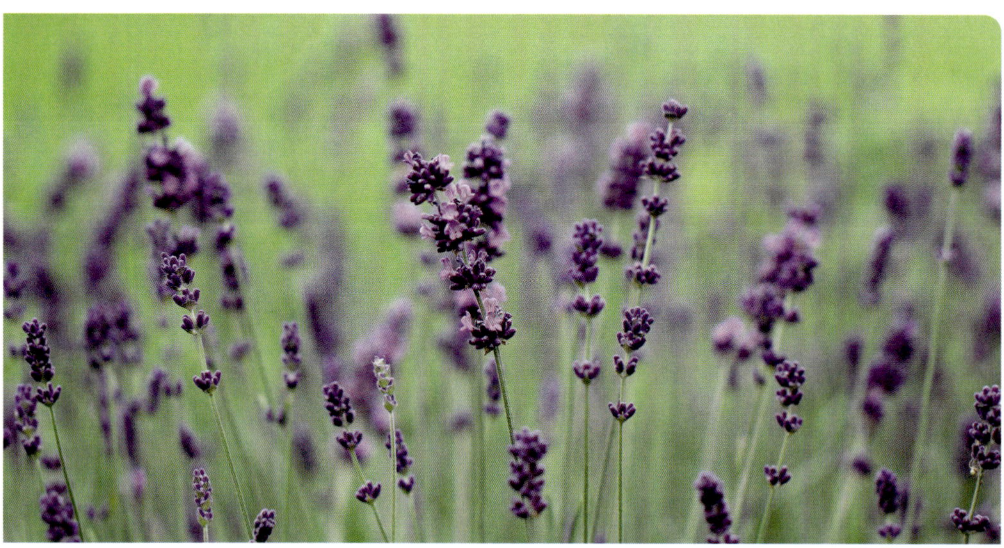

LAVENDELÖL-AUFLAGE

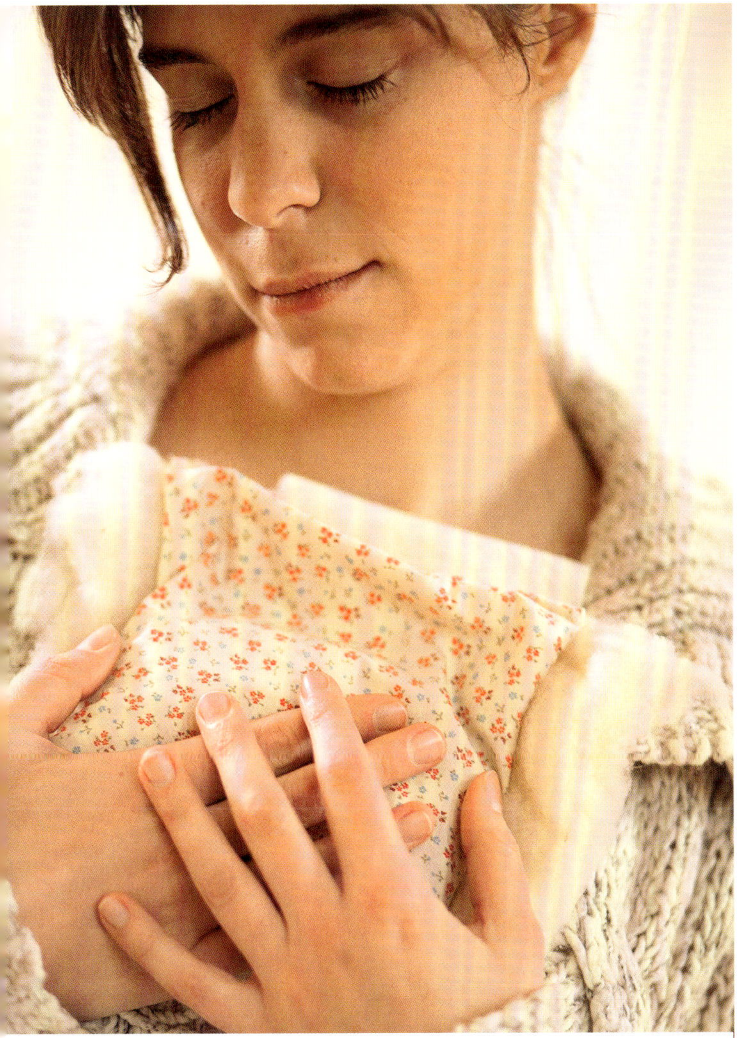

Die Ölauflage mit Rohwolle abdecken. Extrawärme bringt das Kirschkernkissen.

Lavendelöl ist wohl das bekannteste ätherische Öl überhaupt. Es sorgt für gutes Einschlafen und hilft bei Nervosität.

Nach einem anstrengenden und hektischen Tag ist Lavendel die ideale Heilpflanze, um zur Ruhe zu kommen. Sie erweist uns diesen Dienst in vielfältiger Form: Lavendelblüten werden für Tee, als Zusatz zu einem Entspannungsbad oder als Füllung für ein Schlafkissen verwendet, das ätherische Öl des Lavendels dient als Massageöl oder in einer Mischung als Ölauflage. Ob

Einschlafstörungen, Unruhe, Nervosität, Stress oder schlechte Stimmung – Lavendel sorgt für Entspannung. Doch auch bei Erkältungskrankheiten, Hustenreiz (Seite 34) und Wetterfühligkeit bringt er Linderung.

! Weder für die Blüten des Lavendels noch für sein ätherisches Öl sind Nebenwirkungen bekannt, allenfalls bei empfindlichen Personen können aufgrund der Cumarine (sehr selten) Kopfschmerzen auftreten.
Sehen Sie jedoch von dieser Lavendelöl-Anwendung ab, wenn eine Allergie gegen Lavendel vorliegt oder eine Abneigung gegen seinen speziellen Duft.

Das brauchen Sie

- Lavendel-Ölmischung: 1- bis 2-prozentig (1-prozentig: Kinder ab 1 Jahr, 2-prozentig: ab 6 Jahren); wichtige Hinweise zu Lavendelöl und dem Mischungsverhältnis finden Sie auf Seite 35.
- Taschentuch, Leinenläppchen oder Papiertuch
- Rohwollauflage oder weicher Waschhandschuh
- gegebenenfalls Kirschkernsäckchen

So geht es

- Beträufeln Sie ein Taschen- oder Papiertuch in der Größe von ungefähr 10 x 10 cm (bei Kindern etwas kleiner) mit der Lavendel-Ölmischung. Man nimmt von der Ölmischung für
  ... Erwachsene: 40–50 Tropfen,
  ... 10–14 Jahre: 30–40 Tropfen,
  ... 6–10 Jahre: 25–35 Tropfen,
  ... 1–5 Jahre: 15–25 Tropfen.
- Legen Sie das Öltüchlein direkt auf die Brust. Allein schon durch die Körperwärme entfalten die ätherischen Öle ihre beruhigende Wirkung.
- Noch schneller und intensiver wirkt die Ölauflage, wenn das Öltüchlein zusätzlich erwärmt wird. Dazu wird das Tuch mit dem Ölgemisch in eine Plastiktüte oder Butterbrotpapier gepackt und für ein paar Minuten zwischen zwei heiße Wärmflaschen gelegt. (Ölauflagen nie in der Mikrowelle anwärmen, sonst gehen die Wirkstoffe verloren!)
- Wärmen Sie zusätzlich eine Rohwollauflage oder einen weichen Waschhandschuh mit an, legen Sie diesen über das Öltüchlein am Körper und fixieren Sie ihn mithilfe eng anliegender Kleidung, etwa einem Unterhemd.
- Ideal ist es, die Lavendelölauflage zur Nachtruhe anzulegen. Die Ölauflage kann ohne weiteres über Nacht auf der Brust liegen bleiben. Am besten wird sie einmal täglich angewendet.
- Achten Sie darauf, dass die Füße immer warm sind, und decken Sie sich warm zu.

i **LAVENDELBAD**
Ein Lavendelbad wirkt hervorragend zur Entspannung gegen Unruhe und Nervosität, lindert aber auch Erkältungsbeschwerden. Bereiten Sie dazu einen Tee aus 100 g Lavendelblüten zu oder emulgieren Sie 10 Tropfen ätherisches Lavendelöl in 2 Esslöffel Sahne, Honig oder Salz und setzen Sie den Tee oder die Öl-Emulsion dem eingelaufenen Badewasser zu.

Lavendel

Die zarten, blauen Blütchen des Lavendels (*Lavandula angustifolia*) haben es in sich, vor allem wenn sie aus sich herausgehen dürfen und ihren wunderbaren, heilkräftigen Duft verströmen. Sie beruhigen und helfen beim Einschlafen, bringen ins seelische Gleichgewicht, lindern Ängste, Magendrücken und Schmerzen. Und sie vertreiben Keime, ob Bakterien bei Wunden oder Viren bei Erkältungen: Lavendel ist eine duftende Erkältungsprophylaxe! Im Wickel allerdings werden nicht Lavendelblüten als solches verwendet, sondern das daraus gewonnene ätherische Öl. Ätherische Öle sind lipophil, also fettlöslich. Sie werden bei einer Ölauflage über die Haut ins Blut aufgenommen, um dann im Körper ihre Wirkung zu entfalten. Sie beruhigen verkrampfte Bronchien, lösen den Hustenschleim, erleichtern das Abhusten und beugen Erkältungen und einer Lungenentzündung vor. Ätherisches Lavendelöl ist eines der bekanntesten und am häufigsten eingesetzten ätherischen Öle, zudem noch das mit dem größten Wirkungsspektrum.

Doch nicht nur über die Haut aufgenommen wirkt das Lavendelöl wohltuend, auch schon alleine sein Duft zeigt Wirkung, wenn er über die Nase ins Gehirn gelangt (ins sogenannte Limbische System). Er beruhigt beispielsweise Erkältete, die nervös, unruhig oder ängstlich sind oder schlecht schlafen können. Wirkung im Doppelpack sozusagen!

Wunderschön, duftend und beruhigend ist der Lavendel.

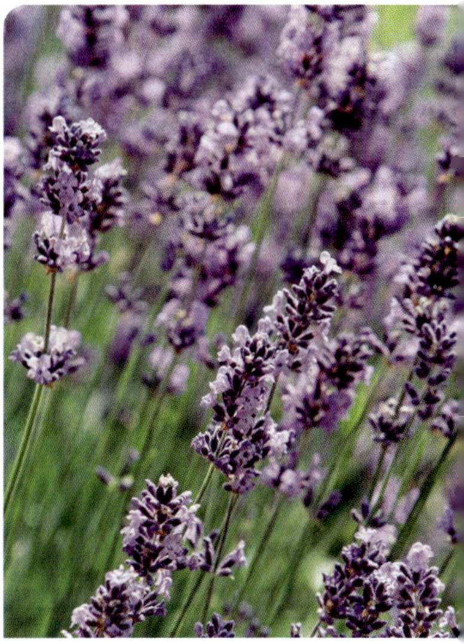

Was Lavendel sonst noch kann

- Lavendelblütentee (1 Teelöffel Blüten pro Tasse heißes Wasser) beruhigt und lindert Verdauungsbeschwerden (Gallebeschwerden, Völlegefühl, Krämpfe, Blähungen, Reizmagen oder Reizdarm), pflegt das „Nervenkostüm“ (nervöse Erschöpfung, Einschlafstörung, Reizbarkeit, innere Unruhe, Stress, depressive Verstimmung, Ängste, nervöse Herzbeschwerden, Wetterfühligkeit), lindert akute und chronische Schmerzen, Spannungskopfweh und Migräne.
- Ätherisches Öl zur schnellen Wundheilung, ausnahmsweise auch pur auftragen (bei Verbrennungen, für gute Narbenabheilung, gegen Bakterien, Viren und Pilze); durchblutungsfördernd (Einreibung bei Gicht- und Rheumaschmerz, Neuralgien und Kopfweh); beruhigt, ohne müde zu machen (bei Migräne und Asthma), wirkt angstlösend und entspannend.

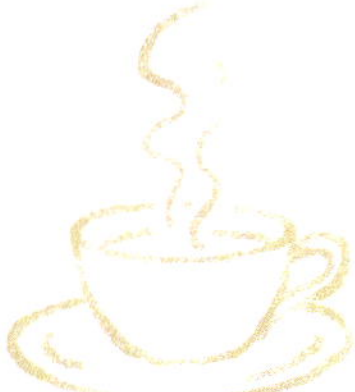

1 Teelöffel Blüten

SCHLAFSOCKEN

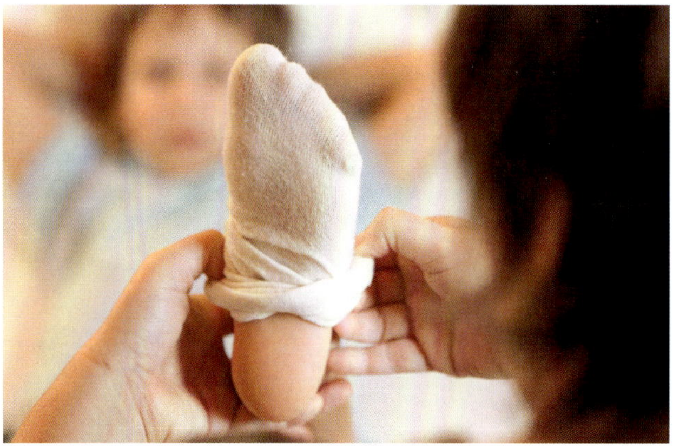

Zuerst dünne, feuchte Socken anziehen.

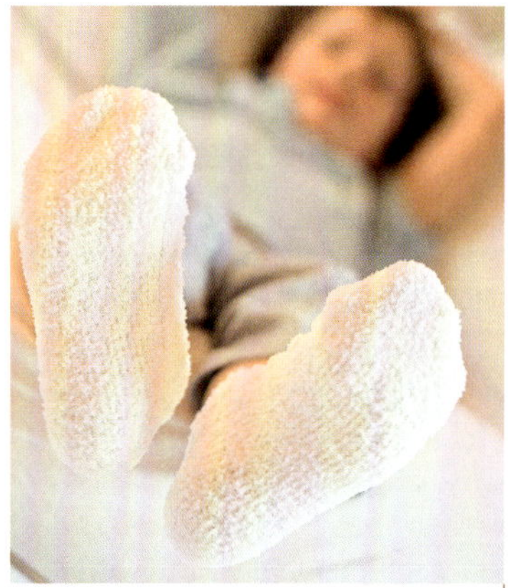

Darüber werden trockene gezogen.

Zuerst kühl und dann angenehm warm – so verhelfen Schlafsocken zu warmen Füßen und einem wohltuenden Schlaf.

Die Schlafsocken sollten Sie nicht anwenden, wenn Sie frieren oder frösteln oder wenn Ihnen Nässe unangenehm ist.

UND SONST NOCH
Außer bei Einschlafstörungen leisten die Schlafsocken auch bei allgemeiner Unruhe und ebenso bei müden, schweren Beinen sowie bei Venenleiden gute Dienste.

Schlafsocken oder auch „nasse Strümpfe“ sind eine Anwendung aus dem Kneipp-Bereich. Pfarrer Sebastian Kneipp (1821–1897), der bekannte „Wasserdoktor“ aus dem Allgäu, entwickelte viele Verfahren mit kaltem und warmem Wasser. Die Schlafsocken gehören dazu. Die zunächst kühlen Strümpfe regen die Durchblutung der Füße an, sodass diese anschließend richtig schön warm werden – und das fördert das Einschlafen. Dieser Wickel ist auch für Kinder sehr gut geeignet.

Das brauchen Sie

- ein Paar Baumwollsocken
- Wollsocken (oder ein zweites Paar Baumwollsocken)
- lauwarmes Wasser

So geht es

- Voraussetzung sind warme Füße und ein warmer Körper.
- Füllen Sie eine Schüssel mit lauwarmem Wasser (ca. 20–30 °C).
- Tauchen Sie die Socken ins Wasser und wringen Sie sie gut aus. Sie dürfen nicht vor Nässe triefen.
- Ziehen Sie die nassen Socken an, und zwar kurz vor der Nachtruhe, am besten schon im Bett.
- Darüber werden ein Paar trockene Socken aus Wolle oder Baumwolle angezogen.
- Die Socken bleiben über Nacht angezogen, es sei denn, Ihnen wird die Nässe unangenehm.

Jeden Monat wieder

Viele Frauen kennen das nur zu gut: schmerzhafte Beschwerden bei der Menstruation. Typisch ist ein Ziehen im Unterbauch bis hin zu krampfhaften Bauchschmerzen, die sich bis in den Rücken ausdehnen können. Die Schmerzstärke empfindet jede Frau unterschiedlich. Meist sind die Schmerzen kurz vor Beginn der Menstruation und mit Einsetzen der ersten Blutung am stärksten und lassen in der Regel am zweiten oder dritten Tag wieder nach. Oftmals wird auch die Psyche erheblich in Mitleidenschaft gezogen. Viele Frauen berichten von seelischer Verstimmung, Überlastung und Gereiztheit in den Tagen „vor den Tagen". Die Ursachen sind vielfältig: organische Faktoren, Stress, Überbelastung und natürliche hormonelle Einwirkungen. Linderung dieser wahrlich ungemütlichen Zustände verschaffen spezielle Tees mit Schafgarbe, Frauenmantel und Gänsefingerkraut, den Klassikern unter den Frauenheilpflanzen, – und vor allem Wärme von außen. Gerade bei Menstruationsschmerzen ist ein feucht-heißer Wickel oder ein warmes Kirschkernkissen auf dem Bauch eine wahre Wohltat.

Die Schafgarbe ist ein wunderbares „Frauenkraut".

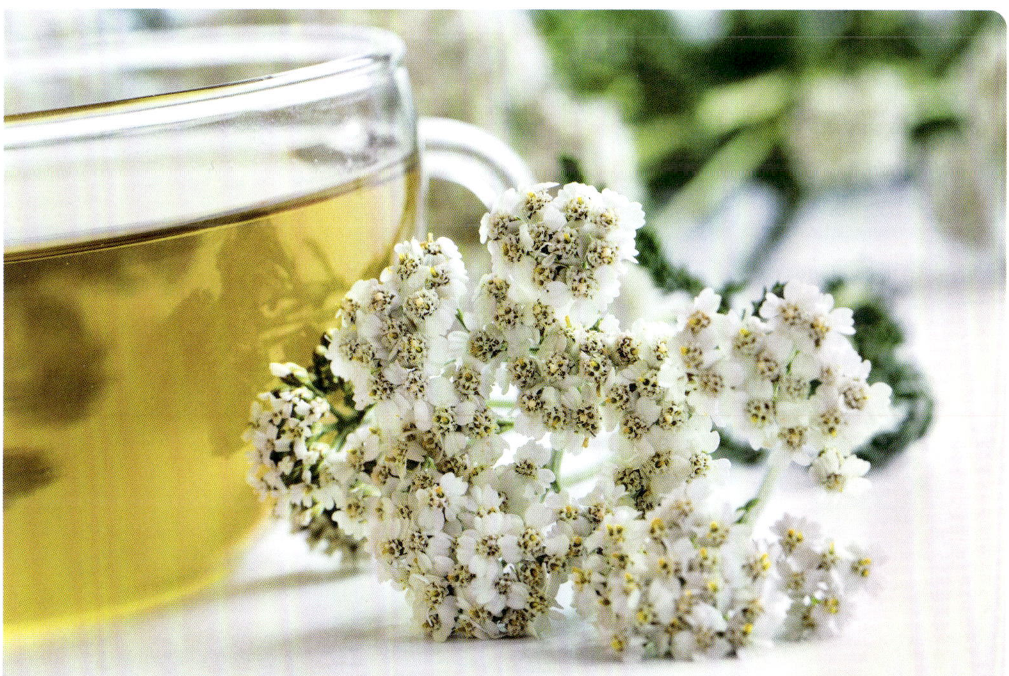

SCHAFGARBENWICKEL

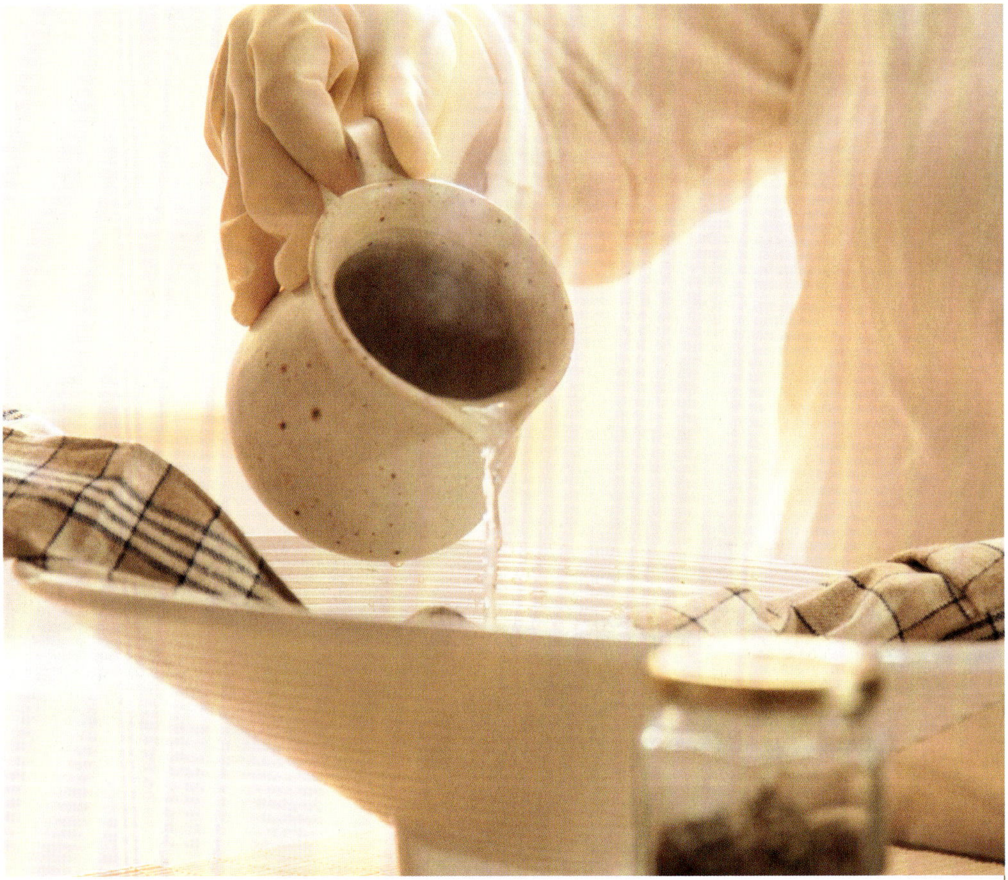

Empfehlenswert sind Handschuhe als Hitzeschutz.

Ein feucht-heißer Wickel mit Schafgarbe reguliert die Menstruation, lindert die Schmerzen und bringt Wärme.

„Schafgarb' im Leib tut wohl jedem Weib". Diese Aussage aus früheren Zeiten drückt sehr gut die vorteilhafte Wirkung der Schafgarbe bei Frauenbeschwerden aus. Die Inhaltsstoffe dieser unscheinbaren Wiesenpflanze haben die Eigenschaft, die Menstruation zu regulieren, sie fördern eine zu geringe Blutung und hemmen eine zu starke Blutung. Zudem wirken sie krampflösend und durchblutungsfördernd, und sie stärken den ganzen Organismus einschließlich der Psyche. Ein heilsamer Schafgarbenwickel ist jeder Frau zu empfehlen, die unter den typischen Beschwerden während „der Tage" leidet. Aber auch zur Unterstützung der Lebertätigkeit beim Fasten (Seite 120) sowie bei einer Verdauungsschwäche leistet Schafgarbe gute Dienste.

Das brauchen Sie

- Schafgarbentee
- Geschirrtuch oder Stoffwindel als Innentuch
- Auswringtuch, z. B. Geschirrtuch
- Außentuch, z. B. weiteres Geschirrtuch, Frotteehandtuch oder Schal
- Schüssel
- heißes Wasser
- Haushaltshandschuhe

So geht es

- Bereiten Sie zunächst ½ l Schafgarbentee zu: 2 Esslöffel Schafgarbenkraut pro 500 ml Wasser mit heißem Wasser übergießen und zugedeckt 5–7 Minuten ziehen lassen.
- Rollen Sie nun das Innentuch auf, packen Sie es in das Auswringtuch (Geschirrtuch) ein und legen Sie beides in die Schüssel.
- Mit dem noch richtig heißen Tee übergießen.
- Ziehen Sie Haushaltshandschuhe an und wringen Sie das Wickeltuch mithilfe des Auswringtuchs gut aus. Je trockener das Tuch, umso verträglicher der Wickel.
- Jetzt entfernen Sie das Auswringtuch und legen den Wickel vorsichtig (nicht zu heiß?!) auf den Unterbauch.
- Decken Sie ihn rasch mit dem Außentuch ab, um ein Abkühlen zu vermeiden, und befestigen Sie ihn am Körper.
- Sie können den Wickel so lange liegenlassen, wie Sie ihn als angenehm empfinden (meist 10–30 Minuten).
- Am besten wenden Sie den Schafgarbenwickel ein- bis zweimal täglich an, so lange, bis die Menstruationsbeschwerden nachlassen.

! Bei unklaren, akuten Bauchschmerzen, akuten Lebererkrankungen oder Entzündungen sollten Sie den Wickel nicht anlegen, auch nicht bei Allergien gegenüber den Inhaltsstoffen der Schafgarbe oder anderer Korbblütler. In seltenen Fällen kommt es bei äußerlicher Anwendung zu einer Kontaktallergie mit Hautrötungen.

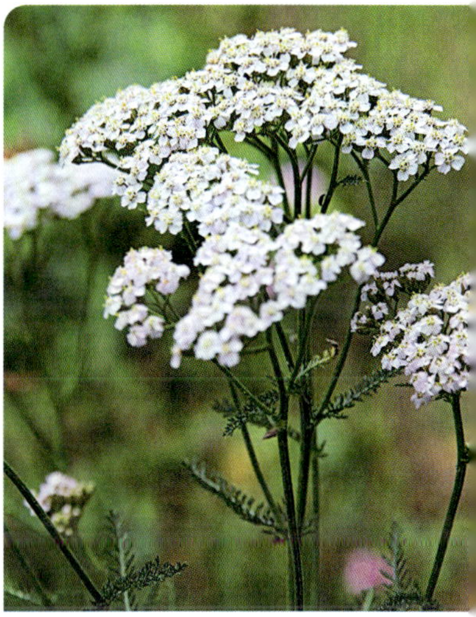

Sie ist eine Kraftpflanze mit 1000-fach gefiederten Blättern, daher der wissenschaftliche Name.

Schafgarbe

Die Schafgarbe (*Achillea millefolium*) wächst fast überall, auf Wiesen, an Acker- und Wegrändern und im Garten. Aber bei aller „Gewöhnlichkeit“ ist sie doch eine der ganz großen Heilpflanzen, seit Urzeiten für ihre Heilkraft bekannt und ungemein vielseitig zu verwenden, ähnlich vielseitig wie die Kamille: als großes Wundheilmittel, gegen Verdauungsstörungen und in der Frauenheilkunde.

Als Wickel oder Auflage wirkt sie mit ihren duftenden, kamillenähnlichen ätherischen Ölen krampflösend und mild durchblutungsfördernd. Bei Verdauungsstörungen mit Leber-Galle-Beteiligung ebenso wie bei Entgiftungs- oder Fastenkuren

fördert eine Schafgarbenauflage über der Leber die Entgiftung des Körpers und löst Krämpfe. Wie angenehm, nach dem Essen diese wohltuenden Eigenschaften so schnell zu spüren! Dass ein feuchtwarmer Leberwickel (sogar ohne Schafgarbenzusatz, erst recht mit einem solchen) zu einer verbesserten Entgiftungsleistung der Leber führt, konnte jüngst ein Forschungsprojekt des Unizentrums Naturheilkunde Freiburg beweisen. Die durch die Wärme bedingte Gefäßerweiterung verstärkt die Durchblutung; das wiederum entspannt, entkrampft und verbessert die Stoffwechselaktivität der Leber.
Frauen schätzen die sanft vermehrte Durchblutung mit der angenehmen Durchwärmung der Unterleibsorgane und genießen eine Schafgarbenauflage zur Linderung schmerzhafter Menstruationskrämpfe.

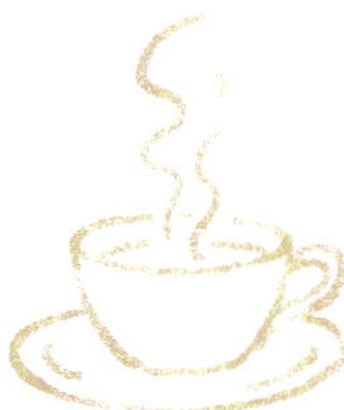

i MENSTRUATIONS-TEE

Frau nehme je 20 g Schafgarben-, Frauenmantel- und Gänsefingerkraut, Kamillenblüten und Melissenblätter und bereite daraus einen Tee (1 Teelöffel der Mischung pro Tasse). Trinken Sie 2 Tage vor der zu erwartenden Menstruation bis 1 Woche nach Beginn dreimal täglich 1 Tasse davon und pausieren Sie dann bis zur nächsten Periode. Gewürzt mit einer Scheibe Ingwer wirkt dieser Tee noch intensiver krampf- und schmerzlösend..

Was die Schafgarbe sonst noch kann

- Schafgarbenkraut-Tee, innerlich (1 Teelöffel pro Tasse heißes Wasser) bei Verdauungsstörungen mit Appetitlosigkeit, Blähungen und Krämpfen, besonders für Menschen mit empfindlicher Magenschleimhaut (gut in Kombination mit Kamille, Pfefferminze oder Fenchel); auch bei Menstruationsbeschwerden.
- Schafgarbenkraut-Tee, äußerlich (Umschläge, Kompressen, Teilbäder) zur Wundbehandlung und Kosmetik (Gesichtsdampfbad bei Akne oder Couperose), für Sitzbäder (bei schmerzhaften Unterleibs-Krämpfen oder Hämorrhoiden), als blutstillendes Mittel, beispielsweise bei Nasenbluten (Tee hochschnupfen).
- Schafgarben-Kräuterkissen bei Menstruationsschmerzen.
- Wildgemüse: Die zarten, salzig-bitteren Blättchen der Schafgarbe schmecken gut in Salaten, zu Saucen, Suppen, in Dips oder Smoothies.

Stillen ohne Schwierigkeiten

Viele stillende Mütter standen schon vor dem Problem: Es ist zu einem Milchstau gekommen. Und als wäre der alleine nicht schon unangenehm genug, kann er auch noch zu einer Brustentzündung führen. Oft ist nur eine Brust betroffen, es können aber auch beide beteiligt sein. Besonders anfällig sind Mütter in der ersten Phase des Stillens, das heißt, in den ersten Wochen nach der Geburt.

Bei einem Milchstau ist die Brust gespannt, schmerzhaft und überwärmt, und die Brustwarzen können wund sein. Wenn sich dann in der gestauten Milch Keime vermehren, entsteht eine Brustentzündung. Eine akute Brustentzündung äußert sich immer mit Fieber (oft über 39 °C). Neben den intensiven Schmerzen und einem Spannungsgefühl in der Brust kommt es oft zu starken Kopf- und Gliederschmerzen, und Sie fühlen sich krank und erschöpft. Die Brust ist meist deutlich gerötet und überwärmt. Der Übergang von einem Milchstau zur Brustentzündung ist fließend, die Stadien sind manchmal schwer zu unterscheiden. Bei Fieber sollten Sie auf jeden Fall Ihren Arzt oder Ihre Hebamme zu Rate ziehen! In der Regel ist es wichtig, das Stillen auf jeden Fall fortzusetzen, sich zu schonen und viel zu trinken. Absolut hilfreich sind kühle oder auch warme Wickel. Direkt vor dem Stillen werden wärmere Wickel empfohlen, zum Beispiel Kirschkernkissen oder ein warmer Quarkwickel, um die Durchblutung anzuregen. Nach dem Stillen tun kühle Wickel gut, etwa ein kühler Quarkwickel oder auch der Kohlwickel.

Stillen schafft eine innige Verbindung.

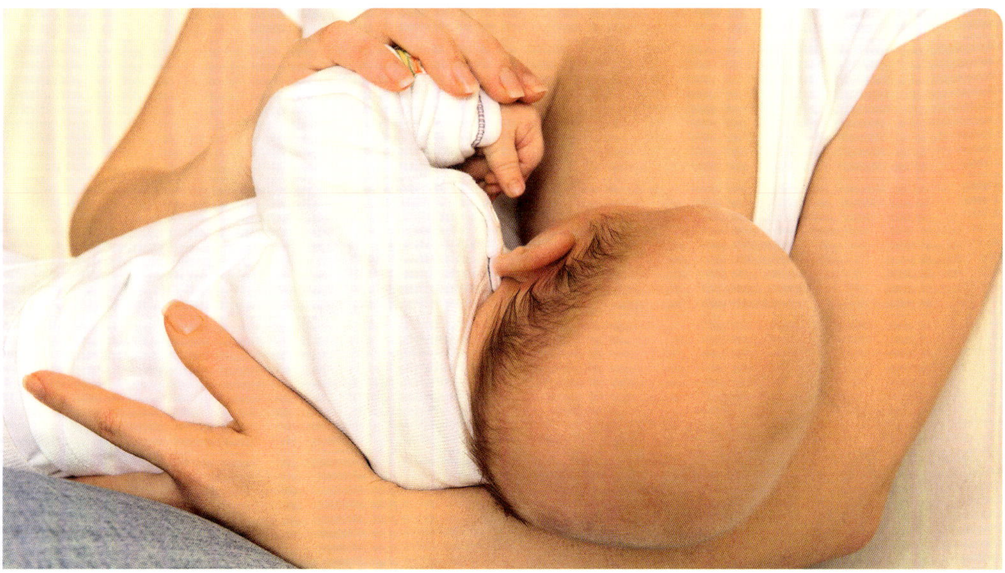

QUARKWICKEL

Viele stillende Mütter haben es schon einmal ausprobiert: Ein Quarkwickel tut gut und hilft schnell.

Als stillende Mutter leiden Sie unter einer schmerzhaften, prall gespannten Brust? Oder gar unter einem Milchstau oder einer Brustentzündung? Dann kommt einmal mehr der „Allrounder“ Quark zum Einsatz, der auch bei Gelenkentzündung, Verstauchungen und Prellungen (Seite 68), Sonnenbrand, lokalen Impfreaktionen mit Überwärmung, Insektenstichen und Heiserkeit (Seite 29) gute Dienste leistet, also überall da, wo eine milde Kälteanwendung guttut.
Der schnell verfügbare Quarkwickel ist der Wickel Nummer eins bei stillenden Müttern. Jede Mutter sollte ihn kennen. Er ist einfach in der Handhabung, schmiegt sich gut an die Brust an, und sein kühlender Effekt mindert die Entzündung und Schmerzen. Ein warmer Quarkwickel hingegen regt die Milchbildung an und fördert die Durchblutung. Und noch etwas: Quark ist für Mutter und Kind im Normalfall absolut unbedenklich. Mehr über Quark lesen Sie ab Seite 29.

Das brauchen Sie

! Sollten Sie an einer (seltenen) Milcheiweiß-Kontaktallergie leiden, setzen Sie bitte auch keinen Quarkwickel ein.

- 250 g Magerquark
- Haushaltspapier oder Taschentuch
- Esslöffel oder Messer
- Geschirrtuch oder Stoffwindel

So geht es

- Den Quark nicht allzu kalt anlegen, rechtzeitig aus dem Kühlschrank holen oder sogar anwärmen, je nach Wärme- oder Kältebedürfnis der stillenden Mutter (Seite 30).
- Streichen Sie den Quark ½ cm dick auf das Haushaltspapier, auf einer Fläche, so groß wie die schmerzende Stelle an der Brust.
- Schlagen Sie alle Ränder des Papiers nach oben um, so, dass die Unterseite des Päckchens einlagig bleibt.
- Nun kommt das Quarkpäckchen mit der einlagigen Seite vorsichtig auf die Brust. Bei Bedarf mit einem BH befestigen.
- Falls die Brustwarze wund ist, sollten Sie diese mit einem zusätzlichen Tuch abdecken.
- Lassen Sie den Wickel so lange auf der Haut liegen, wie er als angenehm empfunden wird, mindestens aber 15–30 Minuten.
- Nach dem Abnehmen des Wickels tupfen Sie Brustwarze und Brust sorgfältig trocken. Ein Anlegen des Kindes zum Stillen ist sofort möglich.
- Bei Bedarf kann der Quarkwickel mehrmals täglich wiederholt werden.

i **IMMER EINGEPACKT!**
Streichen Sie den Quark nie direkt auf die Haut auf, sondern packen Sie ihn immer in ein Päckchen aus einem Stoff- oder Baumwolltuch und legen ihn so auf. Direkt auf der Haut trocknet Quark sehr schnell aus und lässt sich dann manchmal nur sehr schwer und unter Schmerzen wieder entfernen.

KOHLWICKEL BEIM STILLEN

Mit dem Weißkohl haben wir ein weiteres Hausmittel zur Hand, wenn sich bei der stillenden Mutter ein Milchstau oder eine Brustentzündung gebildet hat. Sie konnten den hilfreichen Kohl schon bei Gelenkentzündungen und chronischen Gelenkschmerzen kennenlernen (Seite 81).
Ein Kohlblatt bei einer Brustentzündung ist nachhaltig wirksam. Es lindert die Schmerzen und die Entzündung. Zudem ist es praktisch in der Handhabung, es passt nämlich ganz einfach in den Still-BH. Doch Vorsicht: Bei heftigen Beschwerden ist es immer ratsam, eine Hebamme oder einen Arzt zu Rate zu ziehen. Mehr über den Kohl und seine Inhaltsstoffe finden Sie im Porträt auf Seite 82.

Das brauchen Sie

- frische Weißkohlblätter aus dem Bio-Anbau
- kleines Messer
- Schneidebrett aus Kunststoff oder eine Plastikunterlage
- saubere Glasflasche
- Stilleinlage oder kleines Tuch zum Abdecken der Brustwarze
- Baumwolltuch (Geschirrtuch, Stoffwindel) oder Haushaltspapier

So geht es

- Verwenden Sie nur die äußeren, großen Blätter des Kohls, und zwar 1–3 Stück, je nach Größe.
- Waschen Sie die Blätter sorgfältig und tupfen Sie sie trocken.

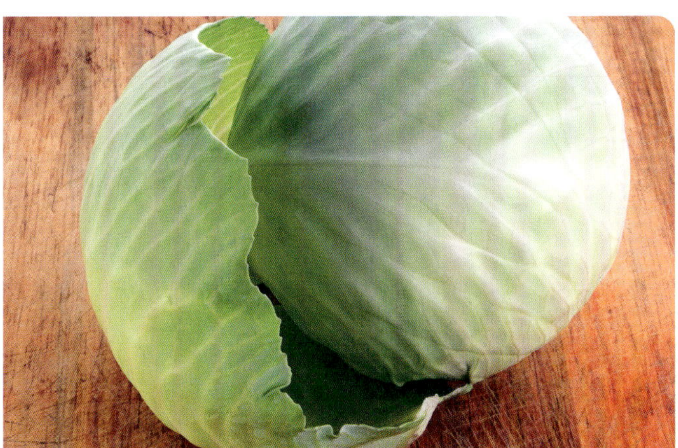

Verwenden Sie die großen, äußeren Blätter.

- Schneiden Sie dann den dicken Teil der Mittelrippe heraus.
- Nun werden die Blätter auf einem Kunststoffbrettchen mithilfe einer Glasflasche ausgewalkt, sodass der Kohlsaft austreten kann, der die Wirkstoffe enthält. Wichtig: Verwenden Sie dazu kein Holzbrett oder Wellholz (Nudelholz). Das würde den Kohlsaft aufsaugen.
- Legen Sie jetzt die gequetschten Kohlblätter so sorgfältig um die Brust, dass die Brustwarze frei bleibt, oder decken Sie diese mit einem kleinen Tuch oder einer Stilleinlage ab. Der Kohlsaft kann die empfindlichen Brustwarzen reizen, deshalb sollten diese immer geschützt werden.
- Nach Wunsch können Sie noch ein zusätzliches Tuch darüberlegen oder den Wickel mit dem Still-BH befestigen.
- Lassen Sie die Kohlblätter eine halbe Stunde lang einwirken, bei guter Verträglichkeit ohne weiteres auch länger.
- Nach dem Abnehmen des Kohls wird die Brust sorgfältig mit warmem Wasser abgewaschen und abgetrocknet.
- Stillen ist auch direkt nach dem Abnehmen des Wickels möglich.
- Bei Bedarf können Sie diesen Kohlwickel mehrmals täglich anwenden.

! Legen Sie den Kohlwickel nicht bei offenen Brustwarzen an, auch nicht bei einer Unverträglichkeit gegenüber Kohl.

Warm oder kalt?

Je nach Situation hilft ein wärmender Wickel mehr als ein kühler Wickel. Verlassen Sie sich hier auf Ihr Bedürfnis oder Ihr Gefühl. In der Regel ist vor dem Stillen ein warmer Wickel angenehmer, denn er fördert die Durchblutung und regt den Milchfluss an. Dazu ist das Kirschkernsäckchen (Seite 115) gut geeignet oder ein erwärmter Quarkwickel. Nach dem Stillen lindert ein kühler Wickel mit Quark oder Kohl oder auch ein kühles Erbsensäckchen (Seite 79) oftmals besser die Schmerzen.

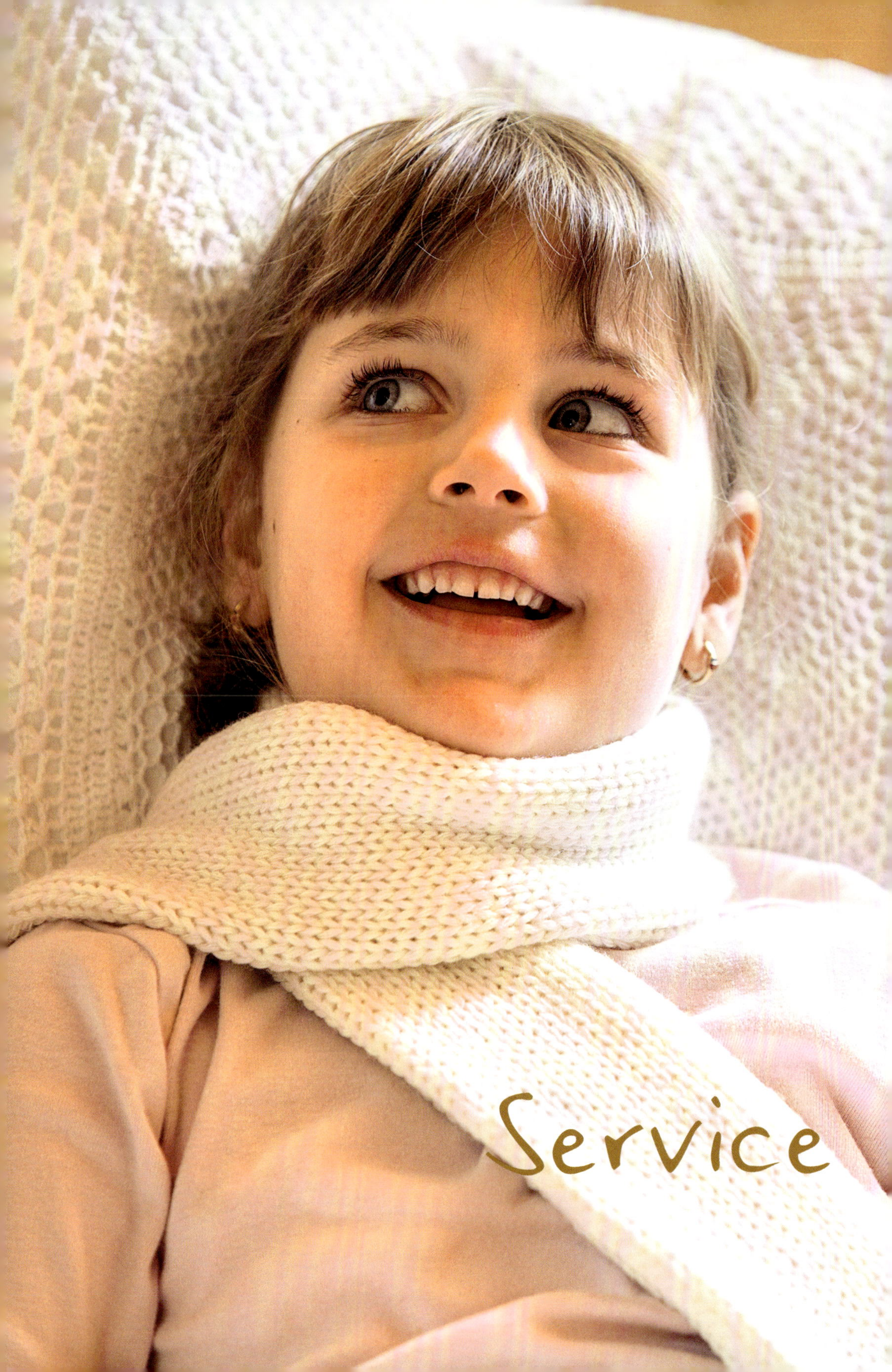

Service

Zum Weiterlesen

Bächle-Helde, B. (2011): Sind alternative Pflegemethoden evidenzbaisert. Eine Literaturstudie am Beispiel von Wickel und Auflagen. Pflegewissenschaft, 11 (11), 597–603.

Bachmann, R.; Schleinkofer (2020): Natürlich gesund mit Kneipp. Trias, Georg Thieme Verlag, Stuttgart.

Beier, C.; Demleitner, M.; Hamm, D.; Danner, H. (2022): Aromapraxis heute – Ätherische Öle, Wirkungen, Anwendungen. Elsevier, Berlin.

Bühring, U. (2024): Lehrbuch Heilpflanzenkunde. Haug Verlag, Stuttgart.

Bühring, U. (2020): Alles über Heilpflanzen. Verlag Eugen Ulmer, Stuttgart.

Bühring, U. (2016): Heilpflanzen-Kuren. Körper und Seele pflegen und gesund erhalten. Verlag Eugen Ulmer, Stuttgart.

Bühring, U.; Bächle-Helde, B. (2021): Heilkraft von Obst und Gemüse. Iss dich gesund mit Farben und Vitalstoffen. Verlag Eugen Ulmer, Stuttgart.

Bühring, U.; Ell-Beiser H; Girsch M. (2015): Heilpflanzen für Kinder. Gesundheit aus der Natur. Verlag Eugen Ulmer, Stuttgart.

Bühring, U.; Sonn. A. (2013): Heilpflanzen in der Pflege. Verlag Hans Huber, Bern.

Brumm, V.; Ducommun-Capponi, M. (2019): Wickel und Kompressen. AT Verlag, Aarau und München.

Herber, S.; Zimmermann E. (2018): Aromatherapie für Kinder. Schnelle und sanfte Alltagshilfe bei Kinderkrankheiten. Verlag Eugen Ulmer, Stuttgart.

Herber, S.; Zimmermann E. (2022): Aromatherapie für Kopf und Seele. Mit ätherischen Ölen gegen Stress, Müdigkeit und trübe Stimmung. Verlag Eugen Ulmer, Stuttgart.

Uhlemayr, U. (2019): Wickel & Co. Bärenstarke Hausmittel für Kinder. Urs-Verlag, Kempten.

Werner, M.; von Braunschweig, R. (2020): Praxis Aromatherapie. Grundlagen, Steckbriefe, Indikationen. Haug Verlag, Stuttgart.

Zimmermann, E. (2022): Aromatherapie für Pflege- und Heilberufe. Haug Verlag, Stuttgart.

Weiterbildungen

Fachkraft für Wickel und Auflagen (Deutschland)

Linum e.V.
Elke Heilmann-Wagner
Im Pflänzer 30
D 67273 Bobenheim am Berg
Tel.: +49 6353 507740
eheiwa@linum-wickel.com
www.linum-wickel.com

Aromapflege und Wickel (Österreich)

Bärbl Buchmayr
Unterhaunsberg 10a
A 5142 Eggelsberg
Tel.: +43 7748 32376
officw@baerbl-buchmayr.com
www.baerbl-buchmayr.com

Komplementäre Pflege / Aromapflege (Österreich / Deutschland)

Gesundheitsschule Evelyn Deutsch
Sepp-Haggenmüller-Straße 6
6600 Lechaschau
Tel. Österreich: +43 5672 64942
Tel. Deutschland: +49 8362 9390982
info@aromapflege.com
www.aromapflege.com

Wickel (Schweiz)

Vreni Brumm
Bildung und Beratung in der Gesundheitsförderung
Dorfstr 7
CH 8703 Erlenbach
Tel.: +42 44 9100788
vreni@brumm.ch
www.vrenibrumm.ch

Adressen für Wickel, Kräuter & ätherische Öle

Aromapflege Evelyn Deutsch

Sepp-Haggenmüller-Str. 6
A 6600 Lechaschau
Tel. Österreich: +43 5672 64942
Tel. Deutschland: 08362 9390982
www.aromapflege.com
Wickelsets, Bienenwachskompresse, Heilwolle, Wickeltücher

Bahnhofapotheke

Bahnhofstr. 12
87435 Kempten
Tel. 0831 5226611
www.bahnhof-apotheke.de
Bienenwachskompressen, Öle, Heilwolle, Wickelsets

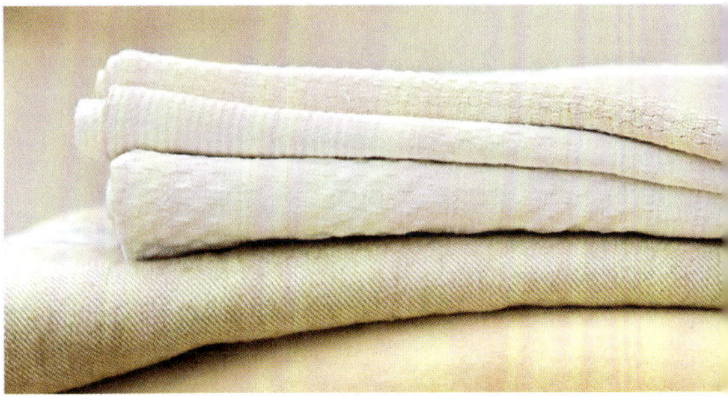

Bächle-Helde, Bernadette

Emil-Gött-Str. 1
79361 Sasbach,
Tel. 07662 6116
www.wein-helde.de
Teemischungen, Kräuter, aus Wildsammlung und mit Bioland-Zertifizierung

Buchmayr, Bärbl

Unterhaunsberg 10a
A-5142 Eggelsberg
Tel. +43 774832376
www.baerbl-buchmayr.com
Wickelsets, Dinkelkissen etc.

Brumm, Vreni

Dorfstr. 7
CH-8703 Erlenbach
Tel. +41 449100788
www.vrenibrumm.ch
Wickeltücher, Wickelsets

Finkhof Schäfereigenossenschaft

St.-Ulrich-Str. 1
88410 Bad Wurzach
Tel. 07564 931711
www.finkhof.de
Wollvlies, Fettvlies

Dr. R. Heberer Naturheilmittel GmbH

Reuteweg 6
73078 Bad Boll
Tel. 07164 902963
info@dr-heberer.de
www.dr-heberer.de
Heublumen, Jurafango

Kneipp Verlag
Adolf-Scholz- Allee 6-8
86825 Bad Wörishofen
Tel. 08247 3002212
www.kneippverlag.de
Kneippwickel, Wassergießrohr, Wannen, Kräuterkissen, Literatur

Luvos Heilerde
Heilerde-Gesellschaft Luvos Just GmbH &Co. KG
Postfach 47
61371 Friedrichsdorf
Tel. 06175 9323-0
www.luvos.de
Heilerde innerlich und äußerlich

Möllmann, Stephanie
Alstedder Str.23
44534 Lünen
Telefon: 02306 9103460
info@lavendel-co.de
www.lavendel-co.de
Wickelwerkstatt, Wickeltücher , Ohrwickel, Rohwolle, Kirschkernkissen, Kräuterkissen

Naturkissen Monika Stutzenberger
Gartenstr. 21
67731 Otterbach
Tel. 06301 4824
Naturkissen@gmx.de
www.Naturkisssen.net
Dinkel-, Hirse-, Traubenkern-, Leinsamen-, Kirschkern-, Kräuterkissen

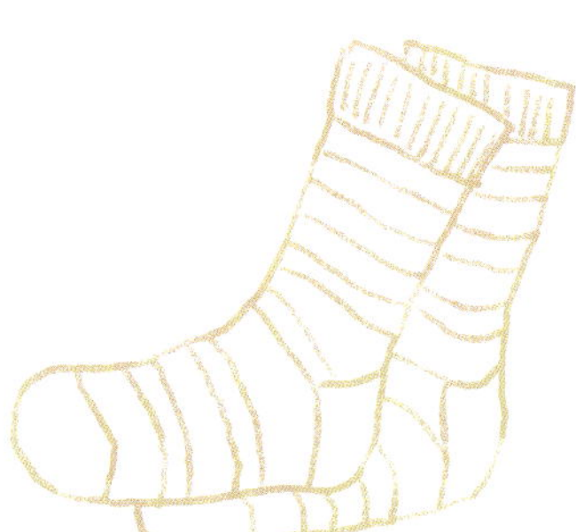

Primavera Life GmbH
Naturparadies 1
87466 Oy-Mittelberg
Tel. 08366 89880
www.primaveralife.com
Ätherische Öle in höchster (Bio-)Qualität

Retterspitz GmbH
Laufer Str. 17–19
90571 Schwaig
Tel. 0911 50700-47
www.retterspitz.de
Retterspitz Heilmittel, Wickeltextilien

Ursula Uhlemayr Wickel & Co.
Schwanden 8
87466 Oy-Mittelberg
Tel. 08376 9769467
www.wickel-co.de
Wickelsets für Kinder und Erwachsene

Wachswerk Dirk-Hinrich Otto
Schmachtenbergstr. 172
45129 Essen
Tel. 02054 124726
www.wachswerk.de
Bienenwachsfolien (fix und fertig für verschiedene Anwendungsbereiche), Salzsäckchen

WALA Heilmittel GmbH
Boßlerweg 2
73087 Bad Boll
Tel. 07164 930-3133
www.wala.de
Ölmischungen, Salben, Gels etc.

Weleda AG
Möhlerstraße 3
73525 Schwäbisch Gmünd
Tel. 07171 919-0
www.weleda.de
Zweigniederlassung der Weleda A.G. Arlesheim/
Schweiz
Bademilch, Ölmischungen, Salben, Gels etc.

Werdenfelser Schafwoll-Laden
Hochstraße 10
82481 Mittenwald
Tel. 08823 - 58 3
www.werdenfelser-schafwolle.de
Schafwollprodukte, Wollwickel, Heublumenkissen

Bildquellen

Die Fotos stammen von **Jessica Alice Hath**, bis auf die folgenden:

Umschlagfoto vorn: Sylwia Gervais

Arco Images/O. Diez: S. 107
Bächle-Helde, Bernadette: S. 142 l.
Bühring, Ursel: S. 36, , 47, 71, 74, 88, 94, 122, 129, 110 u.
Hecker, Frank: S. 102, 110 o.
Riou // Photocuisine: S. 45, 86
Schmidt-Röger, Heike: S. 99
StockFood/Diez, Ottmar: S. 127
StockFood/Krieg, Roland: S. 57
Vetter, Ina: S. 30, 142
Zoonar/AnnaReinert: S. 125
Zoonar/Gerhard Grossberger: S. 131
Zoonar/jirkaejc: S. 55
Zoonar/Joerg Beuge: S. 133
Zoonar/Otto Feis: S. 82

Die Zeichnungen fertigte
Susanne Dinkel, Reutlingen.

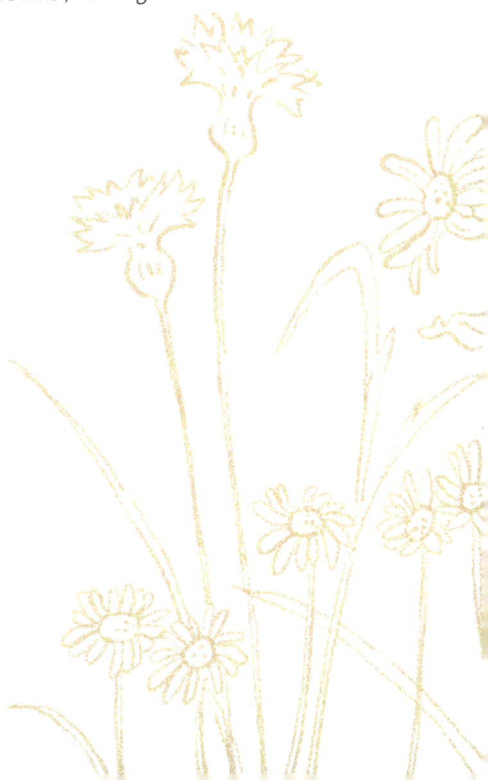

Schnell nachgeschlagen

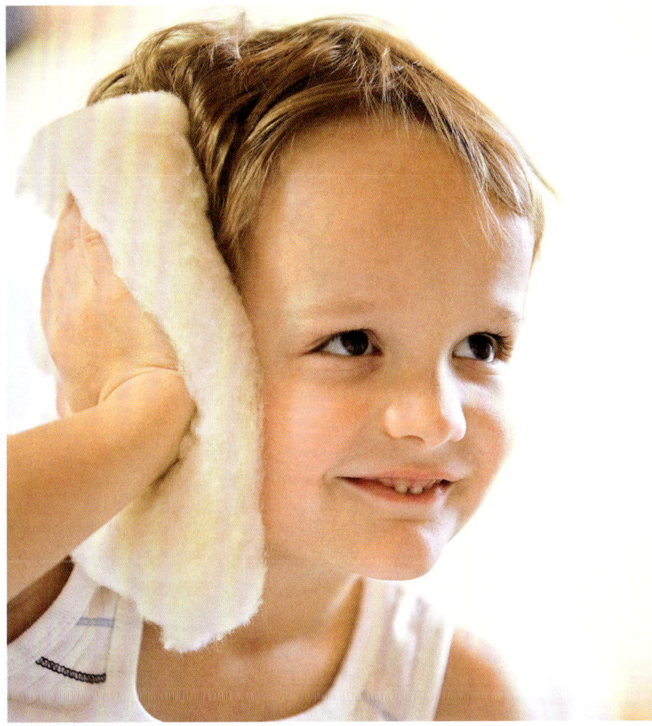

Ganz herzlichen Dank

an alle, die in unterschiedlichster Weise zum Gelingen dieses Buches beigetragen haben:

- vor allem den vielen Wickel- und Heilpflanzenfachfrauen, mit denen wir in regem Austausch stehen, für ihre weiterführenden Ideen und Hinweise, vor allem Elke Heilmann-Wagner, 1. Vorsitzende von LINUM e. V., dem Verein zur Förderung naturheilkundlicher und ganzheitlicher Pflegemethoden, insbesondere Wickel und Auflagen
- dem Verlag Eugen Ulmer, insbesondere den Lektorinnen Christine Hutschenreuther, Ina Vetter, Dr. Helga Hofmann und der Bildredakteurin Anja Vits
- unseren Fotomodellen, den Kindern Carmen, Jakob, Simon und Leo sowie unserem „Wickelmodell" Franziska Hödle
- der Fotografin Jessica Hath und ihrem Assistenten Dominik Probst
- Susanne Dinkel, die die zauberhaften Zeichnungen anfertigte

Die Autorinnen

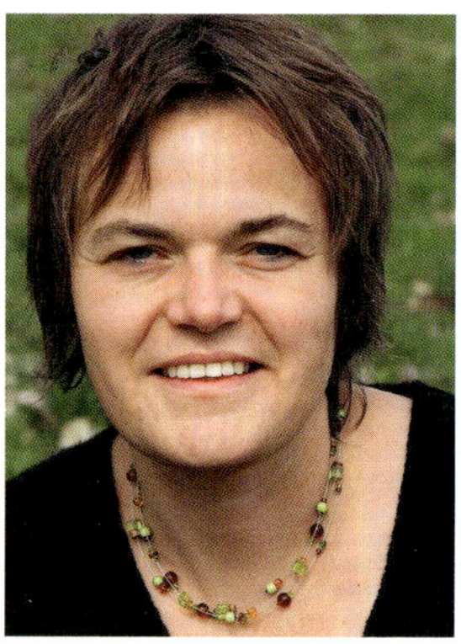

Bernadette Bächle-Helde ist Kinderkrankenschwester, Fachfrau für Wickel und Heilpflanzen, Pflegepädagogin und Pflegewissenschaftlerin, außerdem Dozentin für naturheilkundliche Pflege. Sie ist die Frau eines Bio-Winzers am Kaiserstuhl und stellt im Familienbetrieb auch eigene Kräuterteemischungen her.
www.wein-helde.de

Ursel Bühring, Heilpraktikerin, Krankenschwester, Natur- und Umweltpädagogin hat die Heilpflanzenkunde zu ihrem Beruf gemacht und gründete die erste Heilpflanzenschule Deutschlands, damit der Schatz der Heilpflanzenkunde in strukturierter Form angewendet und weitergegeben werden kann. Ihr Wissen, ihre Erfahrung und ihre Begeisterung teilt sie seit vielen Jahren mit allen Interessierten als Dozentin im In- und Ausland sowie als Autorin in Büchern und Zeitschriften.
www.ursel-buehring.de

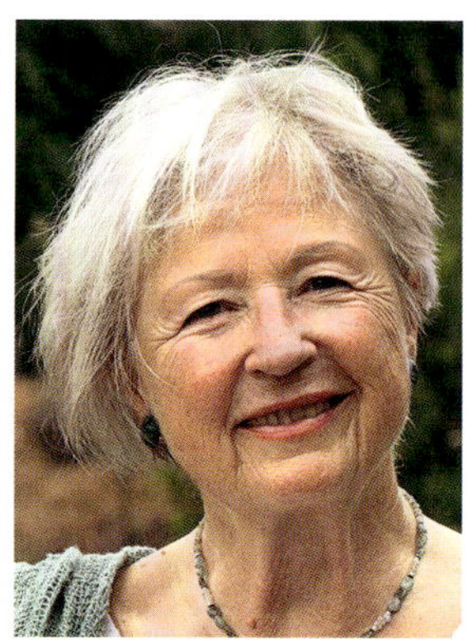

HIER KÖNNEN SIE WEITERLESEN:

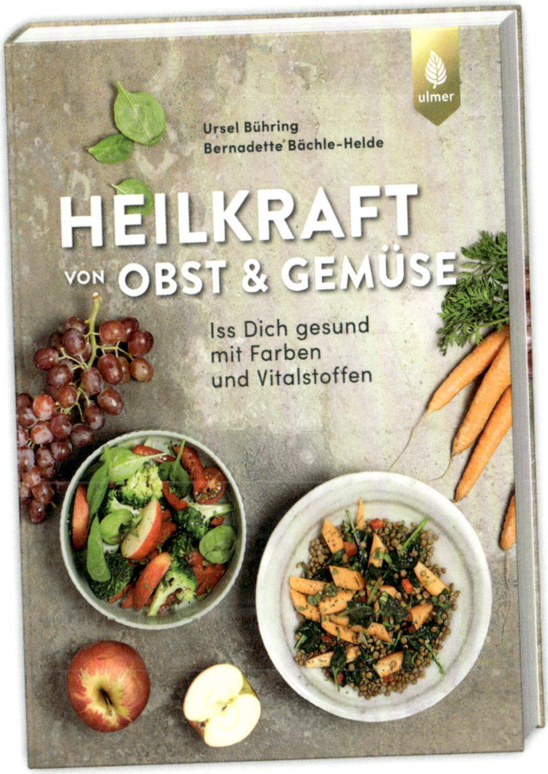

Heilkraft von Obst und Gemüse.
Iss dich gesund mit Farben und Vitalstoffen. Ursel Bühring, Bernadette Bächle-Helde.
2. Auflage 2021. 220 Seiten, 125 Farbfotos, 36 sw-Zeichnungen, geb.
ISBN 978-3-8186-1371-6

Einfach gesund essen? Heilkräuter kennt man, aber Heilgemüse, Heilobst? Und ob! Alle Pflanzen bilden Inhaltsstoffe gegen Bakterien, Viren, Pilze und andere Einflüsse. Diese Stoffe können wir nutzen: Sie schützen Zellen und Gefäße, beugen Diabetes und Krebs vor, unterstützen Haut und Augen. Sie werden erstaunt sein, wie viel Heilkraft in unserem Obst und Gemüse steckt. Ursel Bühring und Bernadette Bächle-Helde beleuchten in ausführlichen Porträts 36 regionale Obst- und Gemüsearten mit ihren einmaligen gesundheitlichen Wirkungen. Sie geben Tipps für saisonalen Einkauf und optimale Zubereitung. Eine Fülle von Heilzubereitungen und Genussrezepten machen Lust auf die tägliche Küchenapotheke.

Anmerkung des Verlags zur Schreibweise (Gendering): Gendergerechtigkeit und Inklusion sind bei uns gelebte Praxis – bei der Auswahl unserer Themen, bei der Recherchearbeit, in der Gestaltung. Unsere Texte meinen alle. Damit unsere Inhalte jedoch gut lesbar bleiben, verzichten wir in diesem Werk auf die jeweilige Mehrfachnennung oder Anpassung der Schreibweise bestimmter Bezeichnungen an die weibliche, männliche oder diverse Form.

Bibliografische Information der Deutschen Nationalbibliothek
Die Deutsche Nationalbibliothek verzeichnet diese Publikation in der Deutschen Nationalbibliografie; detaillierte bibliografische Daten sind im Internet über http://dnb.d-nb.de abrufbar.

Wollgrasweg 41, 70599 Stuttgart (Hohenheim)
E-Mail: info@ulmer.de
Internet: www.ulmer.de
Umschlagentwurf: red.sign, Anette Vogt, Stuttgart
DTP: red.sign, Susanne Junker, Stuttgart – r&p digitale medien, Echterdingen
Lektorat: Ina Vetter, Dr. Helga Hofmann
Herstellung: Silke Reuter
Reproduktion: time:ray Jettingen
Druck und Bindung: Westermann Druck, Zwickau
Printed in Germany

FSC www.fsc.org MIX Papier | Fördert gute Waldnutzung FSC® C110508

ISBN 978-3-8186-2213-8